· 中医养生重点专科名医科普丛书 ·

总主编 · 肖 臻 郑培永

龙华中医谈肾病

主 编 钟逸斐 郑培永

副主编 林小靖 李雪玲

何伟明 郑 蓉

编 委 （以姓氏笔画排序）

马志芳 朱青青 严佳怡

张 露 顾 佳 高 坤

U0346576

中国中医药出版社

· 北京 ·

图书在版编目（CIP）数据

龙华中医谈肾病 / 钟逸斐，郑培永主编 . —北京：中国中医药出版社，2018.10

（中医养生重点专科名医科普丛书）

ISBN 978 – 7 – 5132 – 5102 – 0

Ⅰ . ①龙…　Ⅱ . ①钟…　②郑…　Ⅲ . ①肾病（中医）—中医临床—经验—中国—现代　Ⅳ . ① R256.5

中国版本图书馆 CIP 数据核字 (2018) 第 153337 号

中国中医药出版社出版

北京市朝阳区北三环东路 28 号易亨大厦 16 层
邮政编码　100013
传真　010-64405750
廊坊市三友印务装订有限公司印刷
各地新华书店经销

开本 710×1000　1/16　印张 8.25　字数 117 千字
2018 年 10 月第 1 版　2018 年 10 月第 1 次印刷
书号　ISBN 978 – 7 – 5132 – 5102 – 0

定价　35.00 元
网址　www.cptcm.com

社 长 热 线　010-64405720
购 书 热 线　010-89535836
维 权 打 假　010-64405753

微信服务号　zgzyycbs
微商城网址　https://kdt.im/LIdUGr
官 方 微 博　http://e.weibo.com/cptcm
天猫旗舰店网址　https://zgzyycbs.tmall.com

如有印装质量问题请与本社出版部联系（010-64405510）

　　中华优秀传统文化是中华民族的突出优势，而中医药学是"中华民族的瑰宝"，是"打开中华文明宝库的钥匙"，"凝聚着深邃的哲学智慧和中华民族几千年的健康理念及其实践经验"，博大精深，简便廉验，已成为中华文化软实力的代表。为了推进中医药文化的普及，增进中国人民乃至世界人民的健康，我们特别编撰了《中医养生重点专科名医科普丛书》。

　　本丛书一共分为8本。其中，《龙华中医谈养生》最为重要，具有提纲挈领的作用。此书对中医养生的精髓做了详尽的介绍，具体从中医养生的概念和特点、中医养生学发展简史、中医养生学的基本理论、中医养生的基本原则、五脏养生、情志养生、体质养生、环境与养生、起居作息与养生、睡眠养生、饮食养生、气功养生、针灸经络养生、药物养生、因人养生等方面，论述了中医养生的脉络发展、基本原理与基本方法，既有理论的探索，更注重对大众健康养生方法的指导。

　　另外7本分别是《龙华中医谈心病》《龙华中医谈肝病》《龙华中医谈肺病》《龙华中医谈肾病》《龙华中医谈脑病》

《龙华中医谈肿瘤》《龙华中医谈风湿病》。这7本书均采取问答体例，重在说明具体各科疾病诊疗过程中应注意的问题，如各科疾病的特征、发病机理、辅助检查资料的解读、西医基础治疗、临床治疗中常见的问题及处理、日常中医养生的方法与注意事项等，偏重实用，重在解决具体问题。

全套丛书既有宏观论述，又有微观内容，理论联系实际，选材精练，专业严谨，对大众养生健康具有较高的参考价值。对于书中的不足之处，欢迎大家提出宝贵的意见和建议，以便再版时进一步完善。最后，希望本套丛书的出版，能使大家强身健体，延年益寿。

肖　臻　郑培永

2018 年 8 月

内容提要

　　慢性肾病在全球范围内的平均发病率已经超过了10%，病势缠绵难解，很多患者甚至终生与疾病相伴。因此，平时注重肾脏养生保健，可预防患病，即使不幸患病也可控制病情，改善生活质量，延年益寿。为此，上海龙华医院肾病科在资深中医肾病专家的指导下编写了此书。

　　本书主要以问答形式介绍了肾脏的位置、结构、生理功能，肾病的分类与特点，肾病的病因，常见肾病的检查及症状，对肾有害的药物、食物及其他因素，中医药疗、食疗、外治、调护等。内容丰富，图文并茂，精简明了。可以帮助肾病患者和普通群众了解相关知识；去除因对疾病的无知而带来的疑惑和恐惧心理；学会自我观察，便于及时就诊，防患于未然。

目录

第三章 **肾病的病因**

第七章 **正确认识透析**.................. 53

第八章 **正确认识中医药治疗肾病**.................. 61

第九章 **食疗** 71

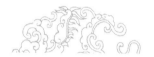

第一章 肾脏的位置、结构、生理功能

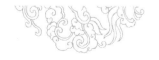

  爱"肾"先懂"肾",充分了解肾脏的位置、结构及生理功能,便于更好地保护自己的肾脏,调理好身体,这是预防肾脏疾病的关键。

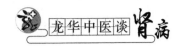
1 肾脏的位置、大小、形状是怎样的

　　肾脏位于腹膜后间隙内脊柱的两侧，左右各一，形似蚕豆。肾脏的体积因人而异，一般而言，正常男性的肾脏的平均体积为 11cm × 6cm × 3cm，左肾略大于右肾。女性肾脏的体积和重量均略小于同龄的男性，其平均重量在男性约 150g，在女性约 135g。

2 肾脏的结构是怎样的

　　肾脏由肾单位、肾小球旁器、肾间质、血管和神经组成。肾脏的实质由两部分组成，即肾皮质和肾髓质。肾皮质位于浅层，占 1/3，富含血管，肉眼观察可见粉红色颗粒，即肾小体。肾髓质位于深层，占 2/3，由 15 ～ 20 个肾锥体组成，锥体的基底部为肾乳头，肾形成的尿液由此流入肾小盏、肾大盏、肾盂。

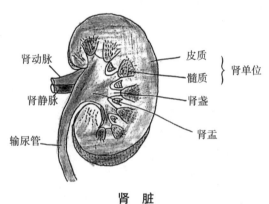

肾　脏

3 什么是肾单位

　　组成肾脏的结构和功能的基本单位叫肾单位，包括肾小体和与之相连的肾小管。人类的每个肾脏由 23 万～ 180 万个肾单位组成。

4 什么是肾小体、肾小球、肾小管、集合管

　　肾小体是由肾小球和肾小囊组成，是形成原尿的主要结构。

肾小体内有一个毛细血管团，称为肾小球，肾小球是个血管球，由入球小动脉、毛细血管襻、出球小动脉组成，其外有肾小囊包绕。肾小球的特殊结构一方面保证了肾小球的滤过功能，另一方面也使血管内的异常物质（如免疫复合物等）易于沉积在毛细血管壁。

肾小管是细长迂回的上皮性管道，平均长度为 30 ～ 38mm，具有重吸收和排泌功能，通常分为近端小管、细段、远端小管以及连接小管。

集合管是肾脏调节水和电解质的最

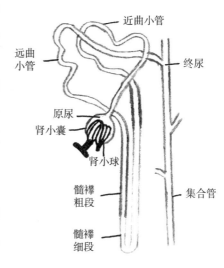

肾单位和尿液形成过程

后部位，分为皮质集合管、髓质集合管和乳头管 3 段。全长 20 ～ 38mm。

⑤ 肾脏的生理功能有哪些

肾脏的生理功能包括：

（1）肾小球滤过功能，以排泄体内代谢产物和进入体内的有害物质为主。

（2）肾小管的重吸收和分泌功能，主要通过尿的生成，维持体内水、电解质和酸碱平衡。

（3）维持球 - 管平衡，调节肾小球滤过率。

（4）合成调节分泌激素，如促进红细胞生成、促进维生素 D 的活化等。

⑥ 尿液在肾脏里是怎么产生的

肾小球每日滤过的原尿可达 180L，其中电解质成分和血浆相同。原尿中 99% 的水，全部的葡萄糖和氨基酸，大部分的电解质等被肾小管和集合管重吸收回血液，最后形成终尿约 1.5L。所以尿液的形成主要通过：肾小球的滤过，肾小管和集合管的重吸收，肾小管和集合管的分泌及排泄三个基本过程。

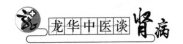

7 肾脏是如何排泄代谢废物的

代谢废物排泄的主要方式是通过肾小球滤过。其中含氮类废物如尿素、肌酐等由肾小球滤过，一些有机酸如马尿酸、苯甲酸、各种胺类及尿酸等部分经过肾小球滤过。代谢废物经肾小球滤过，肾小管重吸收后经尿液排出。除上述的有机酸和尿酸外，药物特别是一些抗生素和造影剂，也以此方式排出。

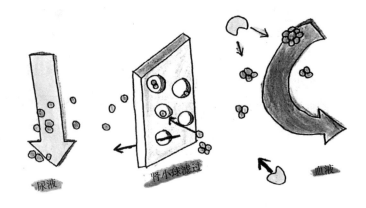

尿液　　　　　　肾小球滤过　　　　　血液

8 什么是肾小球滤过率

肾小球滤过率（eGFR）是指单位时间内两肾生成滤液的量，正常成人为 $125mL/(min \cdot 1.73m^2)$ 左右，主要取决于肾小球内毛细血管和肾小囊中的静水压、胶体渗透压、滤过面积和毛细血管超滤分数等因素。

9 肾脏如何维持钠、钾、氯等电解质平衡

钠、钾、氯等电解质主要通过肾小管的重吸收作用维持平衡。在近端肾小管中 Na^+ 通过 Na^+-K^+-ATP 酶主动重吸收，主要的阴离子 HCO_3^- 和 Cl^- 随之一起转运。Na^+ 和 Cl^- 在降支细段不能自由穿透，而在升支细段可以自由穿透，从而维持襻质区的高渗性。在远端小管中，可重吸收 Na^+，排出 K^+ 以及分泌 H^+ 和 NH_4^+。

10 肾脏如何调节体内的酸碱度

在维持体内的酸碱平衡中，肾脏起主要作用，保持人体动脉血的 pH 值在 7.35 ～ 7.45 之间。通过肾小管分泌 H^+、K^+ 和 NH_4^+，排除多余的酸性物质，调节血浆中的 $NaHCO_3$ 的浓度，以维持酸碱度平衡。

11 中医学中的肾脏有什么功能

中医学中肾脏的生理功能是：

（1）肾藏精。所藏之精主生长发育和生殖。肾藏精的主要生理意义在于：它能促进肾中精气不断充盈，防止精气无故流失，对精气在体内充分发挥生理效应创造必要的条件。肾中之"精"有"先天之精"和"后天之精"之分，两者相互依存，相互为用。肾中精气，可促进机体生长发育和使人逐步具备生殖能力。所以，中医认为，精是构成人体及促进人体生长发育的最原始的物质，精足则生命旺盛，人体生殖、造血、生长发育、防御病邪等功能就能得以正常发挥。

（2）肾主水液。肾为水脏，有主持和调节机体水液代谢的功能。其中肾的气化作用，贯穿在整个水液代谢的始终。首先，一切参与水液代谢的脏腑均有赖于肾中精气的激发推动。其次，肾的蒸腾气化作用与尿液的生成和排泄直接相关。如果肾主水的功能失调，就会引起水液代谢障碍性疾病，可出现肢体浮肿、小便清长、尿量变化等症状。

（3）肾主纳气。中医认为：肺主气，司呼吸，人的呼吸节律虽然由肺所主，但是肾却是气之根，必须依赖肾的纳气作用，才能使呼吸保持一定的深度。肾虚患者，因肾不纳气，可出现短气、呼吸喘促、动则喘甚等症状。

12 中医"肾"与西医"肾"的区别是什么

中医讲的"肾"与西医讲的"肾"并不是一回事。

西医讲的肾，就是长在人体腰部实实在在的器官，即肾脏。人体正常的生命活动依赖于正常的肾脏功能。人体代谢过程中产生的各种废物都要经过

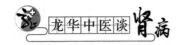

肾脏以尿的形式排泄出去。

中医对肾的认识，并不只是局限于肾脏本身，而是涵盖了西医学中的泌尿、生殖、内分泌、血液系统等方面，比西医肾脏的范围、含义要广得多。

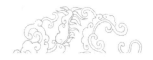

第二章 肾病的分类与特点

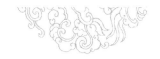

　　肾病的种类繁多，较常见的有免疫损伤引起的肾小球肾炎及与细菌感染有关的肾盂肾炎等。另外，糖尿病、高血压及系统性红斑狼疮等患者也常并发肾脏病变。因此，了解肾病的分类，了解其病因，便于选择最恰当的预防和治疗方式。

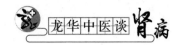

1 人们常说的"肾病"分为哪几种类型

肾病根据肾脏的组织结构可分为肾小球疾病、肾小管疾病、肾间质疾病、肾血管疾病、其他肾脏疾病等。

（1）肾小球疾病分为原发性、继发性、遗传性。

原发性肾小球疾病又分为：急性感染后肾小球肾炎、急进性肾小球肾炎、慢性肾小球肾炎、隐匿性肾小球肾炎、肾病综合征五个类型。其中，肾病综合征按照病理类型分为：微小病变性肾病、膜性肾病、膜增生性肾病、系膜增生性肾病、局灶性节段性肾小球硬化。

继发性肾脏疾病：糖尿病肾病、系统性红斑狼疮肾炎、过敏性紫癜肾炎、高血压性肾病等。

遗传性肾脏疾病：AIport综合征。

（2）肾小管疾病：常见于肾小管酸中毒。

（3）肾间质疾病：包括急性肾间质肾炎、慢性肾间质性肾炎等。

（4）肾血管疾病：包括肾动脉栓塞和血栓形成、肾动脉狭窄、肾静脉血栓形成等。

（5）其他肾脏疾病：肾盂肾炎、药源性肾损伤、肾结石、肾囊肿、肾肿瘤、急性肾衰竭、慢性肾衰竭等。

2 肾小球肾炎分类

肾小球肾炎，人们常称其为肾炎，分为急性肾小球肾炎、慢性肾小球肾炎、急进性肾小球肾炎。

（1）急性肾小球肾炎（简称急性肾炎）：起病较急，一般有血尿、蛋白尿，常有高血压、水肿等症状。部分患者由急性链球菌感染后引起，多在感染后1～4周发病。大多数预后良好。

（2）慢性肾小球肾炎（简称慢性肾炎）：起病缓慢，病情迁延不愈，病程在三个月以上。可有高血压、水肿、蛋白尿、血尿及管型尿等表现中的一项或多项。病程中可有肾炎急性发作，常因感染诱发，发作时可有类似急性肾炎的临床表现，预后不好判断。

（3）急进性肾小球肾炎：起病急，病程重，进展迅速，多在数周或数月内出现较重的肾功能损伤。一般有明显的水肿、蛋白尿、血尿及管型尿等，也可有肾病综合征表现。肾损害进行性加重，可出现少尿或无尿。病情未得到及时控制可发展至肾衰竭，则需肾脏替代治疗。

3 什么是肾病综合征

肾病综合征是由多种病因引起、病理类型不同的一组临床综合征，以大量蛋白尿（尿蛋白 ≥ 3.5g/d）为主，常伴有低蛋白血症（血浆白蛋白 ≤ 30g/L）、高度水肿、高脂血症。

4 肾病综合征与肾炎有什么区别

肾炎以血尿、水肿为主要症状，在初期表现为早上起床后眼睑水肿，然后慢慢地面部、四肢也会出现水肿，患者如果不及时治疗的话，就会出现少尿。

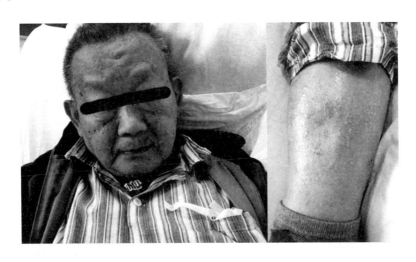

而肾病综合征，最明显的症状就是蛋白尿，这种情况主要是由于肾小球滤过屏障结构发生改变引起的。另外，患者也会出现高度水肿、低蛋白血症、高脂血症等症状。

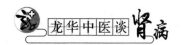

5 什么是IgA肾病

IgA 肾病是指肾小球系膜区以单纯 IgA 沉积或以 IgA 沉积为主的原发性肾小球病，是我国肾小球源性血尿最常见的病因。IgA 肾病的确诊依赖于肾活检，尤其是免疫荧光检查。临床上主要表现为发作性肉眼血尿和（或）持续性镜下血尿，多数患者发生于前驱感染。

6 什么是膜性肾病

膜性肾病是一个病理形态学诊断名词，是导致肾病综合征的一个常见病因，其特征性的病理学改变是肾小球毛细血管襻上皮侧可见大量免疫复合物沉积。临床表现为肾病综合征（大量蛋白尿、低蛋白血症、高度水肿、高脂血症），或无症状、非肾病范围的蛋白尿。

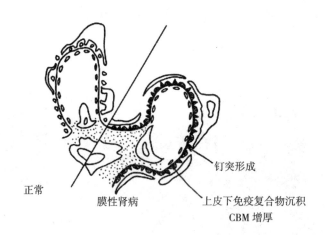

正常　　　膜性肾病

钉突形成

上皮下免疫复合物沉积
CBM 增厚

（1）年龄：以 40 岁以上多见，起病往往较隐匿。

（2）肾病综合征：临床表现为肾病综合征（大量蛋白尿、低蛋白血症、高度水肿、高脂血症），或无症状、非肾病范围的蛋白尿。

（3）镜下血尿：可伴少量镜下血尿。

（4）高血压和 / 或肾功能损伤：部分患者伴高血压和 / 或肾功能损伤。

（5）体征：双下肢或颜面水肿，严重时可出现腹腔积液、胸腔积液，多为漏出液；部分患者可无临床症状，在常规体检时发现有蛋白尿。

膜性肾病免疫治疗方案及其疗效评价，也存在很大的争议，总体认为单独应用糖皮质激素（以下简称激素）无效，激素＋环磷酰胺（CTX）或环孢素A（CsA）治疗，能使部分患者达到临床缓解。

中医药治疗膜性肾病可取得良好的疗效。对于膜性肾病的治疗，可采用中医中药的辨证论治理论体系，口服汤药，通过肾脏病目标优化疗法，针对受损的肾小球基底膜进行修复，从而降低血尿、蛋白尿，保护肾功能并预防病情的复发。一方面，中药的运用能对西药的治疗起到增效作用。另一方面，中药的不良反应相对小，而且可以减轻西药对肾脏和肝脏的损害。

7 什么是局灶节段性肾小球硬化

局灶节段性肾小球硬化（FSGS），是一组比较常见的肾小球病变，表现为部分（局灶）肾小球和（或）肾小球部分毛细血管襻（节段）发生病变。因为FSGS病变局灶化的特征，使其诊断受组织取材的影响较大。病变首先累及肾皮质深层的髓旁肾小球，早期就可以出现明显的肾小管—间质病变。大量蛋白尿、低蛋白血症、高度水肿是其突出的临床表现。本病对各种治疗的反应均较差，疾病呈慢性进行性过程，最终会发展为慢性肾功能衰竭。

8 肾结石有哪些临床症状？有什么危害

泌尿系统结石可分为：上尿路结石（包括肾结石、输尿管结石），下尿路结石（包括膀胱结石、尿道结石）。

其中，肾结石的患者大多没有明显的临床症状，除非肾结石从肾脏掉落到输尿管造成输尿管的阻塞。肾结石常见的症状有腰腹部绞痛、恶心、呕吐、烦躁不安、腹胀、血尿等。如果结石很大，可能会压迫肾组织，影响肾脏的滤过功能，引起血尿、感染，甚至肾萎缩，必要时需要行手术治疗。

9 肾结晶和肾结石有什么区别？需要治疗吗

肾结晶，属于肾结石的先兆。结石的形成与饮食的关系密切，为防患于未然，在饮食上应注意多饮水。因为多饮水可增加尿量，稀释尿中的结晶，使其容易排出体外。肾结晶无明显不适者，不需要治疗。为了预防结石复发，对于草酸盐结石患者，应避免吃含草酸较高的食物，如菠菜、甜菜、香菇、土豆、栗子、浓红茶、咖啡、可可、巧克力、柿子和杨梅等；如果是尿酸盐结石的患者，应注意尽量少吃含尿酸盐较高的食物，如动物内脏、海产品、咖啡、可可、红茶、巧克力和花生等。

⑩ 什么程度的肾积水需要治疗

由于泌尿系统的梗阻导致肾盂与肾盏扩张，潴留尿液，统称为肾积水。造成肾积水的最主要的病因是肾盂输尿管交界处梗阻。

至少保留 1/5 的正常肾组织才能维持生命的最低限度功能，如非必要，尽量不做肾脏引流，以防感染的产生。当患者有腰部胀痛等症状，或出现严重感染，或慢性肾积水达到一定量并影响肾脏的滤过功能，则需要手术治疗。对于无症状无感染的肾积水患者，可每 6 ～ 12 个月用 B 超、CT 及静脉肾盂造影复查观察，如无进展可暂不手术。

所以，如果感觉自己腰部发酸、胀痛，特别是一侧腰部胀痛时，要特别警惕，这可能是肾积水的早期表现，需要做 B 超检查以初步判断。

肾盏颈部结石引起肾盏积水

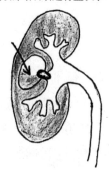

肾盏积水导致局部肾实质萎缩

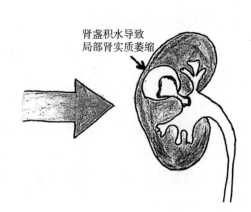

11 肾囊肿是肿瘤吗

肾囊肿不是肿瘤。是成年人肾脏最常见的一种结构异常，可以为单侧或双侧，一个或多个，直径一般 2cm 左右，也有直径达 10cm 的囊肿，多发于男性。

单纯性肾囊肿多无症状，对肾功能和周围组织影响不大，因此不需治疗。如果囊肿直径较大，超过 5cm 或产生周围组织压迫症状，会引起尿路梗阻，则需要行囊液抽吸术并囊内注射硬化剂。如果囊肿巨大，直径超过 10cm 则可能需要手术治疗。

12 多囊肾是先天的吗？可以治疗吗

多囊肾是一类先天遗传性的肾病，当父母一方患病，其子女有 50% 的可能获得该病，所以宜早期检查以及早观测到囊肿的生长状况。

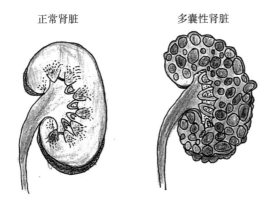

正常肾脏　　　　多囊性肾脏

本病患者幼年时肾的形态正常或略大，随着年龄的增长，囊肿的数目及大小也逐渐地增多和增大，多数患者到 40 ～ 50 岁时，肾体积增长到一定程度才出现症状。主要表现为两侧肾肿大、肾区疼痛、血尿及高血压等。

多囊肾患者宜预防感染，控制饮食，防止外伤，采取控制血压、血糖等基础治疗，同时可寻求中医药治疗，以延迟其进入终末期肾功能衰竭。

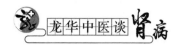

⑬ 体检发现肾脏明显缩小，说明什么

肾萎缩一般表现为左肾萎缩、右肾萎缩及双肾萎缩症状。一般来说，引起肾萎缩的原因有以下几点：

（1）先天性肾发育不全。

（2）肾衰竭。

（3）肾结核。

（4）慢性肾盂肾炎。

（5）肾动脉狭窄等其他肾脏疾病。

⑭ 高血压会影响到肾脏吗

高血压会影响到肾脏。长期未控制好的良性或恶性高血压患者，高血压病持续5～10年即可出现肾小动脉硬化的病理改变，而后出现肾小管浓缩功能障碍的表现（夜尿多，尿比重降低及低渗透压尿），肾小球功能受损（血肌酐增高），并逐渐进展至终末期肾病（需要肾脏替代治疗）。

⑮ 糖尿病会影响肾脏吗

糖尿病所导致的全身微血管病的并发症之一，就是糖尿病肾脏的损害，所以糖尿病会影响肾脏。糖尿病患者的患病时间达到5年以上，并且长期未控制好血糖，血糖波动较大，或血糖持续性处于高指标状态，肾脏可出现损伤，临床上表现为持续性微量蛋白尿，之后可进展到大量蛋白尿，最后出现肾衰竭。所以糖尿病患

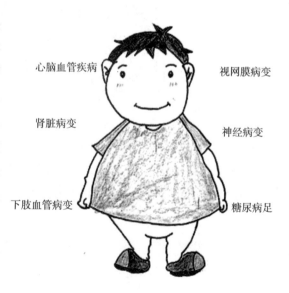

心脑血管疾病　　　　视网膜病变

肾脏病变　　　　神经病变

下肢血管病变　　　　糖尿病足

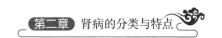

者控制血糖、预防并发症很重要。

16 肾脏损坏到什么程度需要透析

人们常说，尿毒症者要做透析以维持生命。尿毒症不是一个独立的疾病，发展到这种程度说明肾脏已经严重损坏，是各种晚期肾脏病共有的临床综合征，是慢性肾功能衰竭进入终末阶段时出现的一系列临床表现所组成的综合征。以代谢性酸中毒和水、电解质平衡紊乱最为常见，表现为少尿、无尿、高度浮肿、高钾血症等，其次是蛋白质、糖类、脂肪和维生素的代谢紊乱，同时累及各个脏器系统，可表现出相应的临床表现。

当慢性肾脏病处于 CKD5 期，即肾小球滤过率小于 $15mL/(min \cdot 1.73m^2)$，时，应该开始肾脏替代治疗。但具体何时开始透析治疗，要考虑患者的自身情况（血压、心功能、血钾、尿毒症症状等），还要考虑患者的经济、社会情况。所以，目前还没有一个明确的需要开始透析的肾小球滤过率指标。

若患者具有尿毒症的临床表现，即血尿素氮超过 20mmol/L，血肌酐超过 400μmol/L 者，可施行肾脏替代治疗。若出现危及生命的并发症，如顽固性高血压、高钾血症、严重贫血、代谢性酸中毒，或者合并急性心功能衰竭、肺水肿、脑水肿，应及时进行肾脏替代治疗。

17 出现哪些症状时应该考虑尿毒症

在肾病的基础上，若出现以下系统的某些症状，应考虑尿毒症：

（1）消化系统症状：恶心呕吐、纳呆、腹泻或便秘，口中有尿味。

（2）心血管系统症状：高血压明显升高、充血性心力衰竭等。

（3）血液系统症状：贫血显著，出血倾向。

（4）神经系统症状：早期出现神经肌肉失调症状。

（5）呼吸系统：尿毒症性肺炎的症状（咳嗽、咳痰、痰中带血、呼吸困难，夜间尚能平卧，活动后气促）。

（6）皮肤：皮肤瘙痒。

（7）代谢性酸中毒，并出现高钾或低钾、低钙、高磷等表现。

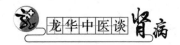

（8）其他。

18 哪些疾病容易引起肾脏损害

由其他疾病引起的肾脏损害称为继发性肾病，以下疾病容易引起肾脏损害：系统性红斑狼疮、糖尿病、高血压、过敏性紫癜、肾结核、尿路梗阻、淀粉样变性等。

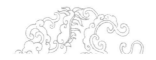

第三章 肾病的病因

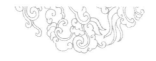

　　预防肾病，应该首先了解肾病的病因。肾病的病因包括原发性、继发性、遗传性等，比如高血压性肾病，因血压长期控制不良而引起，找到发生肾病的原因，有利于更好地预防肾病。

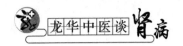

1 引起急性肾小球肾炎的病因有哪些

急性肾小球肾炎常于感染后发病。其最常见的致病菌为 β 溶血性链球菌，偶见于葡萄球菌、肺炎球菌、伤寒杆菌、白喉杆菌、病毒及原虫类如疟原虫、血吸虫。临床上以急性链球菌感染后肾小球肾炎最为常见。

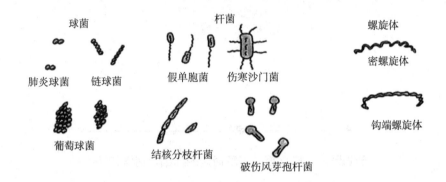

2 肾病综合征的病因是什么

肾病综合征分为原发性、继发性和遗传性三大类，原发性肾病综合征属于原发性肾小球疾病，由多种病理类型构成。

原发性肾病综合征多是原发性肾小球疾病所致，成人约 2/3 和大部分儿童的肾病综合征为原发性，主要的病理类型有微小病变性肾病、膜性肾病、膜增生性肾病、系膜增生性肾病、局灶性节段性肾小球硬化等。

继发性肾病综合征原因很多：

（1）系统性疾病：如系统性红斑狼疮、混合性结缔组织疾病、干燥综合征、类风湿病。

（2）代谢性疾病：糖尿病、肾淀粉样变、黏液水肿。

（3）过敏性疾病：过敏性紫癜、药物过敏等。

（4）感染性疾患：梅毒、疟疾、亚急性心内膜炎等。

（5）肾毒性物质：如汞、铋、金、三甲双酮。

（6）恶性肿瘤：如霍奇金病、淋巴性白血病、癌肿。

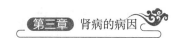

（7）遗传性疾病：家族遗传性肾炎、先天性肾病综合征。

（8）其他：妊娠毒血症、肾移植的慢性排斥、原发性恶性肾硬化、肾动脉狭窄等。

3 急性肾功能衰竭的病因是什么

急性肾衰竭的病因多种多样，可分为肾前性、肾性和肾后性三类。

（1）肾前性：肾前性急性肾衰竭的常见病因包括血容量减少（如各种原因导致的液体丢失和出血），有效动脉血容量减少，低心排血量，肾内血流动力学改变（包括肾脏血管收缩、扩张失衡）和肾动脉机械性阻塞等。

（2）肾性：肾性急性肾衰竭是指肾实质损伤，常见的是肾缺血或肾毒性物质损伤肾小管上皮细胞（如急性肾小管坏死，ATN），也包括肾小球疾病、肾血管病和间质病变所伴有的肾功能急剧下降。

（3）肾后性：肾后性急性肾衰竭的病因主要是急性尿路梗阻。

4 慢性肾功能衰竭的病因是什么

慢性肾功能衰竭的病因以各种原发性及继发性肾小球肾炎占首位，其次为泌尿系统先天畸形（如肾发育不良，先天性多囊肾，膀胱输尿管反流等），遗传性疾病（如遗传性肾炎，肾髓质囊性病，Fanconi 综合征等），全身性系统疾病中以高血压、结缔组织病等多见。近年来，肾间质小管损害，糖尿病肾病，自身免疫性与结缔组织疾病肾损害，引起慢性肾功能衰竭的病例有上升趋势。

5 肾结石的病因是什么？如何预防

影响结石形成的因素很多。年龄、性别、种族、遗传、环境因素、饮食习惯和职业与结石的形成相关。机体的代谢异常、尿路的梗阻、感染、异物和药物的使用是结石形成的常见病因。

预防方法：

（1）多喝水。

（2）控制钙的摄入。

（3）避免服用含钙的胃药。

（4）补充维生素。

（5）多活动。

（6）热敷。

（7）避免服用草酸盐类的食物：应限量摄取富含草酸的食物，包括豆类、甜菜、芹菜、巧克力、葡萄、青椒、香菜、菠菜、草莓及甘蓝菜科的蔬菜。也避免酒精、咖啡因、茶、巧克力、无花果干、羊肉、核果、青椒、红茶、罂粟子等。

（8）多吃富含维生素 A 的食物：富含维生素 A 的食物有绿花椰菜、杏果、香瓜、南瓜、牛肝。

6 高血压肾病是因为血压控制不良引起的吗

高血压肾病是原发性高血压引起的良性小动脉肾硬化和恶性小动脉肾硬化。高血压的危害是挺严重，如果没有及时控制住或控制不良，会破坏肾血管导致肾脏受损，严重者会出现肾衰竭，这时会导致血压进一步升高从而引发中风、心脏病，严重者会导致患者死亡。

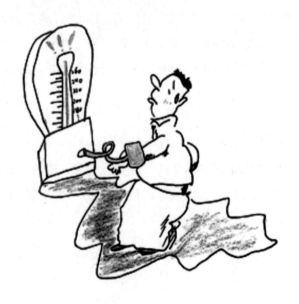

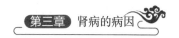

7 糖尿病肾病是因血糖控制不良引起的吗

糖尿病肾病的病因和发病机制不明。目前认为系多因素参与，在一定的遗传背景以及部分危险因素的共同作用下致病。

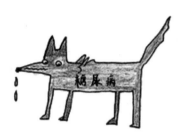

（1）遗传因素。

（2）肾脏血流动力学异常：糖尿病肾病早期就可观察到肾脏血流动力学异常，表现为肾小球高灌注和高滤过，肾血流量和肾小球滤过率（GFR）升高，且增加蛋白摄入后升高的程度更显著。

（3）高血糖造成的代谢异常：血糖过高主要通过肾脏血流动力学改变以及代谢异常导致肾脏损害。

（4）高血压：糖尿病肾病常伴有高血压，血压控制情况与糖尿病肾病发展密切相关。

（5）血管活性物质代谢异常：糖尿病肾病的发生发展过程中可有多种血管活性物质的代谢异常。

8 痛风会引起肾病吗

痛风引起的肾病，称为痛风肾，是由于血液中尿酸产生过多或排泄减少形成高尿酸血症所致的肾损伤。痛风性肾病者可有尿酸结石，表现为小分子蛋白尿、水肿、夜尿多、高血压、血尿酸升高及肾小管功能损害。

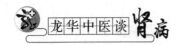

⑨ 引起尿路感染的原因有哪些

尿路感染的致病菌包括细菌、病毒、真菌、衣原体、支原体等，其中95%以上是革兰阴性杆菌所致。

常见的易感因素主要有：

（1）尿路感染。

（2）膀胱输尿管反流及其尿路畸形和结构异常。

（3）尿路的器械使用，比如导尿、留置导尿、膀胱镜检查和逆行肾盂造影。

（4）代谢因素，例如慢性失钾，近期应用抗生素、免疫抑制剂。

（5）妊娠。

（6）其他不利因素：比如任何慢性肾脏病均易于并发尿路感染，且常发生肾盂肾炎；尿道内或尿道口周围有炎症病灶；引起全身抵抗力下降的因素；妇女绝经后雌激素减少；肾移植等因素。

（7）不良的生活习惯和方式：性生活频率高和性伴侣过多；延迟排尿或憋尿；很少喝水；个人不注意卫生和性生活前后排尿等习惯。

⑩ 慢性肾炎患者容易受哪些因素影响而复发或加重

慢性肾炎患者，一旦遇到不利因素，会很容易引起疾病复发或病情加重，甚至使原来的治疗成果前功尽弃。所以，一定要重视某些影响因素，做到早预防、早发现、早治疗。这些不利因素如下。

（1）治疗不当，治疗不彻底。急慢性肾炎患者，若没有经过系统的正规治疗，不但不利于治疗，反而会加重病情，甚至发展成肾衰竭。

（2）治疗好转后立即停药。很多患者认为症状缓解或指标正常后，肾炎就痊愈了。其实不是这样的，即使症状全无，也是很容易复发的。特别是使用激素的患者，若激素减量过快或突然从高剂量停药，肾炎复发的概率会很高，并影响后期的继续治疗。

（3）饮食不注意。食用过多的钠盐和高钾饮食，会加重肾脏和心脏的负担；食用会引起肾炎复发或加重的食物，如大闸蟹、公鸡等。

（4）过度劳累。运动过度，加班熬夜，房事劳累等。

（5）感染。上呼吸道感染（普通感冒）、无症状性尿路感染、流行性感冒、咽喉炎、扁桃体炎、中耳炎、支气管炎等都可以使慢性肾炎症状加重。

（6）应激状态。突然消化道出血、严重胃肠炎、恶心呕吐、腹泻、低血压、过敏性休克等，超过了机体所能承受的应激能力。

（7）其他。如水电解质紊乱，酸碱平衡失调等，可引起慢性肾炎急性发作。

11 为什么同样是IgA肾病，预后却不同

影响 IgA 肾病预后的因素如下：

（1）年龄。起病年龄越大，患者预后越差，特别是男性患者。

（2）以反复发作性肉眼血尿为主的患者，预后较好，而以大量蛋白尿或肾病综合征为主的患者，预后较差。

（3）伴有难治性高血压患者，预后较差。

（4）IgA 沉积的位置。若仅仅沉积在系膜区，预后较好，若沉积在毛细血管壁，预后较差。

（5）病理类型。有严重的毛细血管内增生性病变、毛细血管壁的损害、新月体病变及硬化性病变，预后较差。

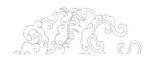

第四章 常见肾病的检查

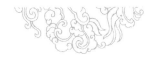

中国老百姓对于治病，通常是倾向快而有效还省钱的检查和治疗方法，但有些疾病比较复杂，不仅难诊断，而且难治疗，难以达到中国老百姓的期望。在日常生活中，如果发觉有肾病的相关症状，最好去医院做些必要的检查，切勿盲目治疗。

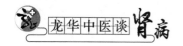

1 肾病的相关检查都有哪些

（1）尿液检查：尿常规、24 小时尿蛋白定量、尿红细胞计数、24 小时尿微量白蛋白、尿细菌培养。

（2）肾功能检查：肾功能（血肌酐、尿素氮、肾小球滤过率等）。

（3）水、电解质、酸碱平衡检查：电解质、血气分析。

（4）其他：血脂、血清蛋白质、免疫球蛋白、补体。

（5）影像学检查：肾脏 B 超、肾脏 CT/MRI。

（6）肾活检。

（7）继发性肾病的相关检查：乙肝三系、自身免疫抗体、免疫球蛋白、血糖、血压等。

2 哪些肾病的指标需要定期复查

肾病的重要观察指标有血清肌酐、血清尿酸、血清蛋白、血脂、尿蛋白、尿红细胞、24 小时尿蛋白定量、肾脏 B 超等。

3 尿常规检查包括哪些项目

尿常规是医学检验"三大常规"项目之一，不少肾脏病变早期就可以出现蛋白尿或者尿沉渣中有形成分。尿常规中常检测的指标有：尿色、透明度、酸碱度、管型、蛋白质、白细胞、红细胞、尿比重、尿糖、酮体。

4 什么情况下需要检查尿常规

（1）有尿频、尿急、尿痛、尿色改变、泡沫尿、混浊尿等情况下可先行初步检查尿常规。

（2）肾炎、肾病综合征、尿路感染患者，可连续观察尿常规的变化，有利于了解药物治疗的反应。

（3）溶血性贫血、糖尿病患者，定期检查尿常规可为出血或糖尿病急性并发症提供诊断线索。

（4）高尿酸血症患者，可根据尿酸碱度调整小苏打用量。

（5）高血压病、糖尿病、痛风、系统性红斑狼疮等患者，可通过尿常规定期复查以早期发现可能引起的肾损害，便于早期治疗。

（6）肾病患者，经治疗后病情已缓解，需要长期定时进行尿常规检查，以追踪观察疾病是否稳定。

（7）正常人：其价格便宜，检查方便，可以作为健康体检项目，从而发现无突出症状、呈隐匿发病的肾脏病。

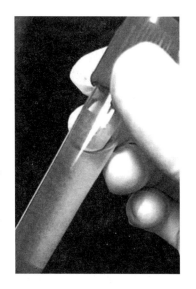

5 做尿常规检查前，需要注意哪些事项

（1）留取尿液不少于 10mL。

（2）女性留取尿标本时应避开经期，以防止阴道分泌物混入尿液中，影响检查结果。

（3）最好留取中段尿。因前段尿和后段尿容易被污染。

（4）留取尿液应使用清洁干燥的容器，即医院提供的一次性尿杯和尿试管。

（5）所留尿液应尽快送实验室检查，时间过长会影响检查结果的准确性。

6 什么情况下需要做24小时尿蛋白定量

判定肾病发生与否，多通过尿常规检查中的尿蛋白定性和定量两个指标进行综合判定。尿蛋白定性指标就是常说的尿蛋白是阴性还是阳性。如果尿蛋白检查结果为阳性，提示肾病的病情程度看其带有几个加号。而尿蛋白定量判定则能更准确地反映受检者的肾脏功能，常用的诊断指标即是 24 小时尿蛋白定量。

24 小时尿蛋白定量明显优于尿常规的蛋白定性试验，更精确地反映肾脏排出尿蛋白的程度，不受尿液浓缩或稀释的影响。正常人 24 小时尿蛋白定量应小于150mg/24h。如果受检人的24小时尿蛋白定量指标高出了此正常值参考范围，则可认为其存在肾脏损伤的情况。

以下情况需要做24小时尿蛋白定量：

（1）水肿症状：颜面浮肿，眼睑浮肿，双下肢浮肿等。

（2）泡沫尿，并且泡沫久久不散去者。

（3）多次复查尿常规，尿蛋白呈阳性者，或者尿常规示尿蛋白有3个加号者。

（4）肾病患者宜定期复查，以便于了解病情进展。

7 24小时尿标本怎么留取？留取时应注意哪些事项

为准确测得24小时尿蛋白定量，早上8时应把膀胱内的尿排清并弃去，开始计时，把24小时所排出的尿全部贮存在一容器内（包括第二天早上8时准解出的尿），全部送检查。如果在这24小时之内解大便，亦强调先解小便收集，然后解大便。少量尿液亦不要遗漏。尿量收集不齐全，尿蛋白量的计算就不准确。

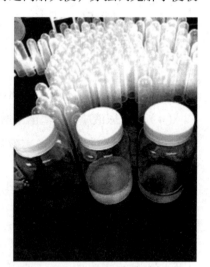

留取小便时，宜注意以下：

（1）因为本试验是计算尿蛋白的绝对值，与饮水量关系不大，所以，测定当天不必限制水分和进食量，正常进食便可。

（2）为防止尿标本的变质，宜加入防腐剂。

（3）女性月经期，不能做此检查。

（4）所用容器宜清洁干燥。

（5）应避免日光直接照射。

8 24小时尿蛋白定量增高常见于哪些疾病

（1）肾脏疾病：肾炎、肾病综合征、肾盂肾炎、肾结石、肾动脉硬化等。

（2）肾循环障碍：贫血、心功能不全等。

（3）休克、感染、中毒等。

（4）剧烈运动、长期站立或仰卧等情况下，可能会出现一过性生理性蛋白尿。

⑨ 什么是尿微量白蛋白？为什么要检查尿微量白蛋白

白蛋白是一种血液中的正常蛋白质，生理条件下尿液中仅出现极少量白蛋白，具体到每升尿，白蛋白不应超过 20mg（< 20mg/L）。当尿微量白蛋白病理性增高时，可见于糖尿病肾病、高血压肾病、妊娠子痫前期，是肾损伤的早期敏感指标，尽早发现，可及时治疗。

⑩ 肾功能包括哪些检查项目

肾功能常用的尿液检查和化学检查以及血液的某些化学检查等指标可衡量肾功能的变化。常用的测定项目有：血肌酐、尿素氮、血尿酸、内生肌酐清除率等。

⑪ 什么是血肌酐？血肌酐升高说明什么

血肌酐分为外源性和内源性。外源性主要是食物，如动物肌肉中的肌酸转化为肌酐后被吸收入血；内源性主要是自身肌肉代谢产生。此外，血肌酐水平还取决于肾小球的滤过功能。

血肌酐升高常见于急性或慢性肾功能不全，此外，肢端肥大症、巨人症、感染、进食肉类、运动、摄入药物（如维生素 C、左旋多巴、甲基多巴等）也会引起血肌酐升高。

⑫ 什么是血尿素氮？血尿素氮升高说明什么

血尿素氮是人体蛋白质代谢的产物，肝脏是生成尿素氮的最主要器官。尿素氮的生成取决于饮食中蛋白质的摄入，组织蛋白质的分解代谢以及肝脏的生成。肾脏是排泄尿素的主要器官。正常成人空腹血尿素氮为 3.5 ～ 7.1mmol/L（9 ～ 20mg/dL）。各种肾实质性病变，如肾小球肾炎、间质性肾炎、急慢性肾功能衰竭、肾内占位性和破坏性病变均可使血尿素氮增高。

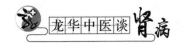

对于肾病患者来说，血尿素氮增高有两种情况。最常见的是肾功能不全，包括急性肾功能不全和慢性肾功能不全，主要是肾小球的滤过功能损伤，尿素氮不能较好地从尿中排出。其次，有少部分急性肾炎、肾病综合征患者也可出现一过性的血尿素氮升高的情况，主要见于高度水肿，因少尿使血中的尿素氮不能随尿排出，蓄积于血液中所致。

13 血肌酐正常，但血尿素氮升高，是不是提示肾脏已经损害

得看两者的比值。正常情况下，血尿素氮与肌酐之比（BUN/Scr）值约为10/1，当两者的比值增高时，可见于高蛋白饮食、高分解代谢状态、缺水、肾缺血、血容量不足及某些急性肾小球肾炎；而低蛋白饮食、肝疾病常使比值降低，此时可称为低氮质血症。

14 血尿酸升高不是跟痛风有关吗？为什么肾病患者也需要检查

尿酸是人体内嘌呤代谢的产物。体内尿酸每日的生成量和排泄量大致相等，嘌呤由食物摄取和体内代谢产物生成，最终代谢成尿酸，由肠道和肾脏排泄，其中2/3的尿酸由肾脏排泄。

人们对尿酸的认识，仅仅是尿酸过多而形成结晶沉积在关节滑液中引发痛风。然而，持久的高血尿酸，也有可能造成尿酸结晶和尿酸盐结晶，在肾盂、输尿管或肾小管及肾间质沉积，造成肾损害，引起肾结石。所以，肾病患者也应检查血中尿酸含量。

引起尿酸升高的原因有很多，其中，包括利尿药、降压药、化疗药等药物因素，肾病、血液病、糖尿病等疾病因素。所以，应该寻找导致高血尿酸的原因，同时应避免肥胖、高嘌呤及高热量饮食、酗酒、过度疲劳、精神紧张、创伤、湿冷等诱发因素，便于预防痛风的同时预防肾损害。

15 血清电解质检查包括哪些项目？为什么要检查血清电解质

血清电解质的测定，一般包括血钠、血钙、血磷、血钾、血镁、血氯等，

以上电解质是以离子形式存在的，带有电荷，其在体液中的浓度必须维持在一个正常范围内，低于或超过这个范围，人体就会处于疾病状态。

比如肾功能不全患者，尤其在少尿或无尿情况下，因其排钾功能障碍可导致血钾增高，若同时又未限制钾的摄入量更易出现高钾血症（血钾高于5.5mmol/L），这种情况在急性肾功能不全情况下尤易发生。高钾血症，常表现为四肢及口周感觉麻木，极度疲乏，肌肉酸疼，腹痛呕吐，心律失常等症状。

所以肾病患者必须定时检查血清电解质。

16 肾脏B超是什么？能对哪些疾病做出诊断

肾脏 B 超是探测肾脏形态、大小、位置、局部变化为主的医学影像学医疗仪器，它可检查肾脏的实质性和异位病变，如肾肿瘤、肾囊肿、肾脏脓肿、肾盂积水、肾结石、肾下垂等，可间接反映肾脏受损情况。B 超检查操作简单，诊断迅速，无损伤，可列为常规首选检查方法。

17 泌尿系统B超与肾脏B超一样吗？做泌尿系统B超前需要注意什么

泌尿系统 B 超检查涉及双侧肾脏、肾上腺、输尿管、膀胱及前列腺等部位，所以肾脏 B 超在泌尿系统 B 超范围内。做泌尿系统 B 超检查前，宜注意如下问题。

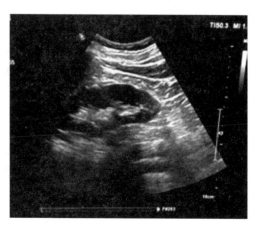

（1）查膀胱、前列腺前应先饮水 300～500mL，最好 2～3 小时内不要排尿，让膀胱充盈，便于医生探查。

（2）不需要空腹。

（3）对于需要测残余尿的患者，排尿后立即回到 B 超诊室测量残余尿。

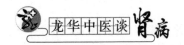

18 腹部平片可用于肾病的哪些诊断

腹部平片，可以观察肾脏的位置、大小、形态；观察尿路结石；观察血管是否有钙化。特别是对于发现尿路结石，腹部平片相当有价值。

19 什么情况下需要做肾脏的CT或MRI

CT 和核磁共振比 X 线平片更能分辨肾脏软组织的微小变化，其中 CT 对肾组织较为敏感，而核磁共振则对前列腺较为敏感，两者均可以鉴别肾囊肿、肾实质性、钙化性肿块。所以，对于平片检查诊断不清楚的肾脏小囊肿、泌尿系统肿瘤、泌尿系统小结石等，可以做 CT 或核磁共振检查。

但是 CT 和核磁共振对肾脏病理变化以及肾功能检查无明显的帮助。

20 做肾穿刺有什么意义

肾脏疾病的种类繁多，病因及发病机制复杂，许多肾脏疾病的临床表现与肾脏的组织学改变并不完全一致。比如，临床表现为肾病综合征，病理可以呈现为微小病变、轻度系膜增生、膜性肾病、膜增生性肾炎、局灶节段硬化等多种改变，其治疗方案及病情的发展结果也差别极大。有鉴于此，肾穿刺意义重大，其意义有以下几个方面。

（1）可明确肾脏疾病的病理变化和病理类型，并结合临床做出疾病的最终诊断。

（2）更好地制订治疗方案。

（3）判断患者的预后。

（4）判断疾病的发展规律，便于判断治疗方案的正确性，为治疗计划的继续实施或修正提供依据。

21 哪些患者需要做肾穿刺？哪些患者不可做肾穿刺

对于蛋白尿、镜下血尿、不好解释的肾衰竭以及有肾脏表现的系统性疾病均有肾穿刺的适应证。因为肾穿刺为创伤性操作，所以在临床选择中比较慎重。一般可分为两类。

（1）先治疗，后穿刺的疾病：急性肾小球肾炎、原发性肾病综合征。

（2）先穿刺，后治疗的疾病：不典型的急性肾小球肾炎、急进性肾小球肾炎、原发性肾病综合征、继发性肾小球疾病、肾移植。

其中，肾穿刺禁忌证有：孤立肾，明显出血倾向，精神疾病，重度高血压，肾脏感染，肾脏肿瘤，肾脏位置过高或游走肾，慢性肾衰竭，心力衰竭，休克，严重贫血，妊娠等。

22 肾穿刺前患者及家属需要做哪些准备

（1）配合医生做相关的理化检查。

（2）患者应学会肾穿刺的体位，一般为俯卧位并在腹部垫一高度约 10cm 的枕头，确定患者能耐受这种体位。在俯卧位下练习憋气，最好分别练习吸气末憋气、呼气末憋气以及吸气中憋气，以便于在肾穿刺时较灵活地调整患者肾脏体位的高低。由于目前肾穿刺技术的进步，憋气的时间不需要很长，一般 20 秒左右即可。

（3）因为肾穿刺后需要平躺 24 小时，所以要练习在床上排尿和排便。

23 肾穿刺后需要注意哪些事项

（1）术后患者宜多饮水，以尽快排出凝血块。同时常规留取尿标本 3 次送检。

（2）配合医生进行血压、心率的检测。

（3）卧床期间，患者宜安静休息，减少躯体的移动，避免引起伤口出血。

（4）若出现肉眼血尿，应及时告知医生，并延长卧床时间至肉眼血尿消失或明显减轻。

24 肾穿刺可能带来哪些并发症

肾穿刺可能会带来血尿、肾周血肿、动静脉瘘、感染等并发症，有些患者可能会出现少尿或无尿、腰酸腰痛、低血压等症状。所以在肾穿刺前后以

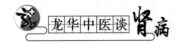

及肾穿刺过程中，应严格遵医嘱，避免不必要的并发症发生。

25 血尿患者查尿红细胞变形率有什么诊断意义

尿红细胞变形率，即是对尿红细胞形态进行检查，肾小球源性血尿多为变形红细胞尿，检验的敏感性和特异性在 90% 以上，而非肾小球源性血尿多为正常形态红细胞。

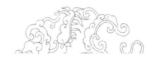

第五章 常见肾病的症状

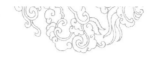

　　肾损伤的早期，几乎没有症状，因而常常被人忽视，但是如果足够细心并按时体检，还是能发现一些蛛丝马迹，而这需要老百姓多了解与肾脏疾病相关的知识，树立早发现、早诊断、早治疗的意识。

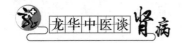

1 肾脏"生病"的表现有哪些

（1）排尿困难、刺痛、频繁。

（2）尿液的颜色呈茶褐色、铁锈色或棕色，带血色，或含有很多泡沫。

（3）尿量减少，甚至明显减少。

（4）腰部疼痛（背部肋缘下方），表现为钝痛、绞痛。

（5）眼睑浮肿、足踝肿胀感或浮肿。

（6）血压升高。

（7）血清尿素氮升高，可能有面色苍白、疲倦乏力、食欲不振、呕吐等症状。

（8）血清肌酐升高。

（9）体检中出现蛋白尿、血尿、白细胞尿、低蛋白血症、高脂血症、贫血、肾脏缩小等。

肾脏疾病早期一般不会有明显的症状，宜每年常规体检，如发现以上不适症状，应及时至医院诊治。

2 有水肿就一定患有肾病吗

水肿不一定是肾病导致，有可能是由其他疾病引起。

水肿分为全身性水肿和局部水肿。导致全身性水肿的原因包括：慢性心力衰竭、肝硬化、黏液性水肿、低蛋白性（营养不良性）水肿、肾病综合征等；局部水肿的原因包括：淋巴性水肿、静脉阻塞性水肿、炎症性水肿（如丹毒）、过敏反应等。

（1）肾病水肿的特点：水肿首先出现在皮下组织较疏松的部位，如眼睑、颜面等处，然后出现于下肢（常从脚踝开始），多为指压凹陷性水肿，严重者可发展至全身。比如：①颜面浮肿，皮肤绷紧薄而透明，眼睑肿胀不能睁开，颈部增粗，下颌消失；②阴囊水肿，全身皮肤苍白发凉，双脚踝水肿致难以穿鞋，水肿部位压之凹陷；③亦有部分患者于腿部、手臂、腹部等处出现似妊娠纹状紫纹；④水肿严重的患者可引起胸水、腹水、心包积液而至胸闷、心慌等症状；⑤随着水肿的加剧，体重可增加 30% ～ 50%。水肿现象可反复出现，迁延不愈。因肾病引起的慢性水肿，长期口服利尿剂，会损害肾小球、肾小管等，加重肾脏病变，所以不建议长期口服利尿剂。双下肢水肿，可以使用芒硝外敷消肿。

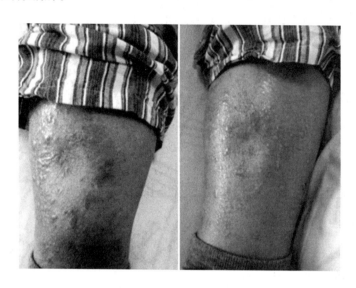

（2）其他疾病导致的水肿常有以下特点：①心力衰竭性水肿，首先出现下肢水肿；②肝硬化首先出现腹水；③黏液性水肿多是全身性浮肿，用指头按压不出现凹陷性改变；④营养不良性水肿，水肿是其主症，两侧对称，先见于下肢，尤以足背为显著。

3 有血尿一定是得了肾病吗

血尿根据能否被肉眼发现分为肉眼血尿和镜下血尿。肉眼血尿一般略浑浊，如洗肉水样。非血尿的红色尿多为透明的红色。镜下血尿一般是指在显微镜检查下尿沉渣红细胞大于 3 个 / 高倍视野；肉眼血尿在显微镜下呈现满视野的红细胞。

引起血尿的原因如下：

（1）凝血功能异常：血友病、服用华法林等抗凝药物。

（2）血管疾病：肾动脉狭窄、肾静脉血栓等。

（3）肾脏疾病：肾炎、多囊肾、肾肿瘤等。

（4）泌尿系统疾病：肾脏肿瘤、尿路感染、膀胱炎等。

（5）结石病。

（6）创伤：肾、输尿管、膀胱、尿道的创伤。

（7）药物：氨基比林、苯妥英钠、利福平、酚红等。

（8）女性月经期污染尿液。

引起血尿的原因有很多，所以有血尿不一定得了肾病。若发现有镜下血尿，必须重复进行尿液检查以排除检查误差。可通过尿红细胞形态检查以判断红细胞是肾小球源性或非肾小球源性，如为肾小球源性血尿，应对高血压、蛋白尿、肾功能等方面进行相关检查，甚至肾活检以明确诊断。

④ 小便呈白色混浊，是不是蛋白尿

白色混浊尿，可能有以下情况。

（1）脓尿、菌尿。可呈白色混浊，尿常规报告可显示尿沉渣白细胞异常，或尿培养出细菌。

（2）结晶尿。尿沉渣镜检可见大量结晶，分为草酸盐、磷酸盐、尿酸、半胱氨酸等结晶，所以尿酸高的患者可能会见到混浊尿。

（3）乳糜尿。特点是呈牛奶样，可见于丝虫病、腹腔肿瘤或局部创伤使淋巴回流受阻。

⑤ 小便颜色很深，是不是肾脏有病变

正常尿的外观是淡黄透明的，大量饮水稀释后可呈无色透明，限制水的摄入后颜色会加深。尿色的改变，可能是药物、食用色素及其代谢产物，对身体没有什么妨碍，但会引起患者的紧张，毕竟有些尿色的改变提示某些疾病。常见尿色异常原因如下：

（1）红色：血尿、血红蛋白尿、肌红蛋白尿、药物（去铁胺、大黄）、进食甜菜根。

（2）橘红色：利福平。

（3）粉红色：苯妥英钠。

（4）棕色：呋喃妥因、甲硝唑（出现在小便长时间静置后）。

（5）蓝绿色：食物色素、铜绿假单胞菌尿路感染。

（6）黄绿色：胆道梗阻疾病。

（7）紫色：紫色尿袋综合征（尿中成分与尿袋的成分发生化学反应而出现）。

（8）黑色：黑色素瘤、尿黑酸尿症。

（9）白色浑浊：脓尿、尿中大量结晶、乳糜尿。

6 泡沫尿就是蛋白尿吗

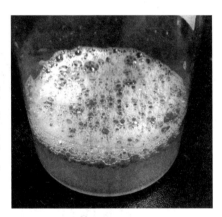

单纯尿中出现泡沫不能等同于蛋白尿。

大量蛋白尿时，患者尿中常出现大量持久的细小泡沫。门诊上，常有人因尿中存在泡沫而怀疑自己有蛋白尿而就诊，但是如果各项尿的检查都正常，则可以除外蛋白尿。

7 尿蛋白丢失过多，会有什么危害？需要补充蛋白吗

因蛋白质丢失过多，会引起典型的皮肤皲裂或脱屑，毛发稀疏，易脱落、脱色，生长迟滞，智力发育障碍，低蛋白血症，肌肉消瘦，水肿，脂肪肝和腹部膨隆等。

肾病引起的蛋白丢失过多，不宜补充高蛋白，可适当补充优质低蛋白。当血液流经肾脏时，肾脏将人体代谢所产生的废物滤出而形成原尿，血液中的蛋白是大分子物质，正常情况下不会出现在尿中。慢性肾病患者，由于肾小球滤过膜的间隙增大，通透性增加，才使大分子蛋白得以通过滤过膜漏入尿中而形成蛋白尿。当进食大量高蛋白食物时，血液中蛋白浓度增加，单位时间内经过肾小球滤过膜漏出的蛋白随之增加，人体代谢产生的废物增加，从而加重了肾脏的负担，加剧了蛋白从尿中的流失。

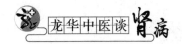

8 血压高，有可能是肾病引起的吗

高血压与肾脏病常常同时存在，由高血压导致的肾脏损害统称为高血压肾病，由肾脏疾病继发的高血压统称为肾性高血压。（肾脏病常见血压升高，主要是由于肾脏实质性病变和肾动脉病变引起的血压升高。）通常肾小球肾炎、狼疮性肾炎、多囊肾、先天性肾发育不全等疾病，如果病变范围较广并伴有血管病变或肾缺血较广泛者常伴发高血压。所以血压高有可能是肾病引起的。

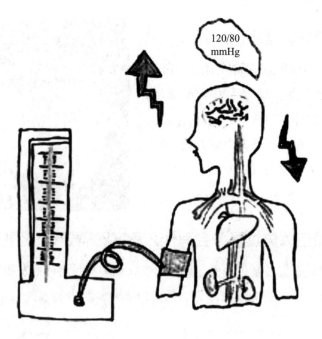

9 什么是夜尿增多？什么原因引起的

夜尿增多是指夜间睡眠时尿量大于750mL或大于白天的尿量（正常人白天尿量：夜间尿量为2∶1），主要原因如下。

（1）肢体下垂部位浮肿的疾病，如心力衰竭、肾病综合征、肝硬化，因平卧时水肿部位的水分更多地返回循环，并从尿中排出，因而造成夜尿增多。

（2）7岁以下儿童及老年人因抗利尿激素分泌相对较少造成夜尿增多。

（3）膀胱、前列腺泌尿系统外科疾病。

🔟 小便次数多、量多，是不是得了尿崩症

小便次数多，每日排尿次数大于 6 次，属于尿频。小便量多，每日排尿总量超过 2500mL，属于多尿。生理性尿频，可因饮水过多、精神紧张、气候寒冷引起，多属正常现象，同时尿量增多，无明显尿急、尿痛等症状。若是因气候寒冷引起尿频、多尿，可通过保暖、艾灸、拔罐来增强自身体质。病理性尿频可分为多尿性尿频、炎症性尿频、神经性尿频、膀胱容量减少性尿频、尿道口周围病变。

（1）多尿性尿频：排尿次数增多而每次尿量不少，可见于糖尿病、尿崩症、精神性多饮和急性肾功能衰竭多尿期。

（2）炎症性尿频：排尿次数增多而每次尿量少，多伴随尿急、尿痛，尿常规显示白细胞升高，可见于尿道炎、膀胱炎等。

综上所述，尿频、多尿，不一定是尿崩症，如排除气候、精神紧张、饮水过多等因素，可至医院肾病科或泌尿科就诊并做进一步检查。

🔟 服用激素会有哪些不良反应

（1）并发或加重感染：多见于体质较弱患者。一旦有感染的迹象，勿骤减激素，待病情控制后才能逐步减量，以防诱发肾上腺皮质功能急性减退。

（2）药源性肾上腺皮质亢进症：如向心性肥胖、满月脸、痤疮、多毛、乏力、易感染、低血钾、浮肿、高血压、血糖升高、糖尿等。其中有些危害较大且常见者，应予对症处理，如浮肿者可用利尿剂，高血压明显者应予降压治疗，低钾血症者可适当补充钾盐等。血糖增高或糖尿病患者，如没有发生酮症酸中毒，通常不需停用激素，可根据病情控制饮食或注射胰岛素。

（3）骨质疏松：骨质疏松主要见于长期大剂量使用激素患者。所以，对长期使用激素患者，应常规补钙或维生素 D。

（4）诱发溃疡或使原有者恶化：大剂量长疗程使用激素时，较易导致胃黏膜损伤，诱发溃疡，对原有溃疡者，可致穿孔、出血，后果严重，应及早

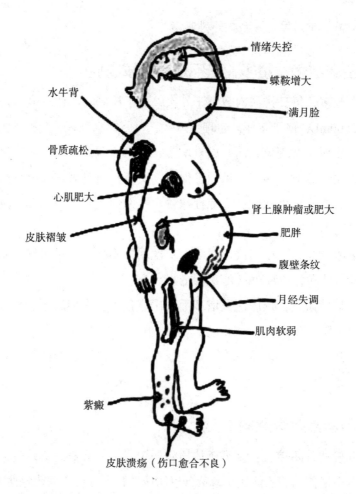

情绪失控
蝶鞍增大
满月脸
水牛背
骨质疏松
心肌肥大
肾上腺肿瘤或肥大
皮肤褶皱
肥胖
腹壁条纹
月经失调
肌肉软弱
紫癜
皮肤溃疡（伤口愈合不良）

防治，可在服用激素的同时加服胃黏膜保护剂。对原有溃疡者，应在病情控制后再使用激素。

（5）无菌性骨坏死：最多见于股骨头部，其次是髋、肩、膝、腕骨等处。骨坏死早期常不易被发现，因此对使用大剂量长疗程患者应定期作骨核素扫描或 X 线摄片检查，以便早发现、早治疗。

（6）抑制生长发育：见于小儿长期应用激素者，因激素有对抗生长激素之作用，并引起蛋白质负平衡。

（7）神经精神症状：可引起激动、失眠，个别可诱发精神病，可适当使用安定等镇静药。

12 "肾虚"就是"肾病"吗

肾虚不等同于肾病，但肾病会出现肾虚的相关症状。

肾病是西医对肾脏疾病的统称，是肾脏排泄体内代谢废物和调节体内水分的生理功能出现问题而导致的疾病，包括各型肾炎、肾病综合征、慢性肾功能不全、尿毒症以及肾结石和肾肿瘤等都属于肾病范畴。

肾虚，是中医学特有的理论，中医认为，肾藏精，肾主水，肾主骨，肾主纳气，肾开窍于耳，肾司二便，一般这些功能出现问题与肾虚的相关性比较大。肾虚分为肾阴虚、肾阳虚、肾气虚、肾阴阳两虚。

13 有腰酸、腰痛症状，可能是肾病吗

在西医内科学中没有腰酸这个症状的描述，所以以腰酸为临床表现的肾脏内科疾病是很少的。腰酸常见于腰椎或其周围软骨的损伤，子宫附件的感染或肿瘤等。

腰痛是常见的症状，然而实际上，以腰痛为首要表现的肾脏内科疾病是很少见的。腰痛分为两种：肾绞痛和普通腰痛。

（1）肾绞痛：由于结石、血块等堵塞输尿管，导致输尿管痉挛、肾盂急性扩张引发剧烈疼痛，以单侧常见，疼痛可向会阴部放射。

（2）普通腰痛：以钝痛、胀痛为主，一般不剧烈。引起普通腰痛的疾病可分为肾脏病变和肾外病变。引起普通腰痛的肾脏疾病可见于肾病综合征、肾炎、深静脉血栓、感染等。而肾外病变可见于带状疱疹，肌肉或腰椎病变，腹膜后肿瘤，胰腺病变等。

所以，有腰痛、腰酸未必是肾病。

14 尿毒症，一般有哪些症状

尿毒症，即慢性肾衰竭，不是一种独立的疾病，是各种病因引起肾脏损害并进行性恶化，当发展到终末期，肾功能只有正常的 10% ～ 15% 时，会出现一系列的临床综合症状。

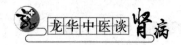

（1）消化系统症状：是最早、最常见症状。主要表现为食欲不振，恶心、呕吐，腹胀，舌、口腔溃疡，口腔有氨臭味，上消化道出血等。

（2）血液系统症状：贫血是尿毒症患者必有的症状；出血倾向可表现为皮肤、黏膜出血等；白细胞减少，趋化、吞噬和杀菌能力减弱，易发生感染。

（3）心血管系统症状：是肾衰患者最常见的死因。常表现为：高血压，大部分患者（80%以上）有不同程度的高血压、动脉硬化、左心室肥大、心功能衰竭。

（4）神经、肌肉系统症状：早期表现为疲乏、失眠、注意力不集中等；晚期周围神经病变，感觉神经较运动神经显著。

（5）肾性骨病症状：是指尿毒症时骨骼改变的总称。低钙血症、高磷血症、活性维生素D缺乏等可诱发继发性甲状旁腺功能亢进，上述多种因素又导致肾性骨营养不良（即肾性骨病），可引起自发性骨折。

（6）呼吸系统症状：酸中毒时呼吸深而长；尿毒症性支气管炎、肺炎（蝴蝶翼）、胸膜炎等。

（7）皮肤症状：皮肤瘙痒、尿素霜沉积、尿毒症面容，透析不能改善。

（8）内分泌功能失调症状：主要表现为，约1/4的患者有轻度甲状腺素水平降低。部分患者可有性腺功能减退，表现为性腺成熟障碍或萎缩、性欲低下、闭经、不育等，可能与血清性激素水平异常等因素有关。

（9）并发严重感染：易合并感染，以肺部感染多见。感染时发热可无正常人明显。

15 体检示肾脏缩小，说明了什么

肾脏缩小与肾小球硬化、肾间质纤维化、肾小管萎缩等有关，常见于以下情况：

（1）慢性肾脏疾病：如慢性肾小球肾炎，多表现为双侧肾脏缩小；慢性肾盂肾炎；各种肾脏病的终末期。

（2）肾动脉狭窄：多表现为一侧肾脏缩小。

（3）先天性肾脏发育不全：病侧缩小，健侧代偿性增大。

16 平时要自我监测什么体征内容

（1）体温、血压、血糖、体重的变化。

（2）尿的色、质、量的变化。

（3）观察有无甲床苍白，牙龈出血，乏力。

（4）观察眼睑、双下肢有无水肿。

（5）有无胸闷、气促，不能平卧的现象。

（6）是否有上呼吸道感染表现。

（7）食欲情况，有无恶心、呕吐。

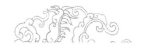

第六章 对肾有损害的药物、
食物及其他因素

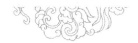

日常生活中，肾病患者应避免食用肾毒性食物，避免服用肾毒性药物，避免其对肾脏造成损伤。

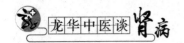

1 哪些抗生素可能导致肾损害

（1）氨基糖苷类：链霉素、庆大霉素等。

（2）青霉素类：阿莫西林、青霉素G、羧苄西林等。

（3）头孢类：头孢噻吩、头孢氨苄、头孢拉定、头孢匹林等。

（4）四环素类：四环素、多西环素。

（5）大环内酯类：红霉素。

（6）氯霉素类：氯霉素。

（7）喹诺酮类：诺氟沙星、氧氟沙星、环丙沙星。

（8）呋喃类：呋喃妥因、呋喃唑酮。

（9）抗结核类：利福平、异烟肼、对氨基水杨酸、乙胺丁醇。

（10）抗病毒类：阿昔洛韦、更昔洛韦。

2 平时常用的哪些抗炎药和解热镇痛药物可致肾损害

以下非甾体类抗炎药及解热镇痛药可导致肾损害：

（1）非甾体类抗炎药：吲哚美辛、舒林酸、托美丁、布洛芬、萘普生。

（2）解热镇痛药：非那西丁、氨基比林、对乙酰氨基酚、阿司匹林、安乃近。

3 哪些中成药易对肾脏造成损害

龙胆泻肝丸、复方蛇胆川贝散、排石颗粒、导赤丸、止咳化痰丸、复肾宁片、理气丸、舒肝理气丸、连翘败毒丸等中成药均有可能对肾脏造成损害，所以短期服用以缓解症状即可，不宜长期服用。

4 哪些中草药易对肾脏造成损害

（1）含马兜铃酸中药：广防己、关木通、青木香、天仙藤、寻骨风等。

（2）其他植物类中药：雷公藤、草乌、秋水仙、山慈菇、巴豆、黑豆、土牛膝、贯众、芦荟、棉花子、土荆芥等。

（3）矿物类：含砷、汞、铅类化合物的中药，如砒霜、朱砂、雄黄等。

5 长期服用中药会导致肾损害吗

古人常说："是药三分毒。"这里所说的药，包括西药、中草药及中成药。长期吃一种药物，服药长达几年，难免会有不良反应。

6 肾病患者可用中药治疗吗

肾病患者可以服用中药治疗或调理，应该到正规的公立医院找肾病科医生辨证用药，道听途说的药方一定要谨慎对待，适合别人的未必适合自己。另外有患者担心中药对肾脏不好，以为肾病患者不能喝中药，这是错误的认识，实际上只要用药正确，很多急慢性肾病患者都可以靠吃中药得以缓解。

肾病，比如说慢性肾炎、肾病综合征、肾功能不全等很多肾病都无法根治。因为肾小球纤维化、硬化后是无法逆转的，只能控制病情进展，尽可能地延迟终末期肾脏病的到来，从而减轻肾病患者的痛苦和负担。中药治疗，主要目的是控制肾病的发展，尽可能保护现存的肾小球，防止其进一步损伤硬化，对未完全硬化的肾小球进行修复，增强自身免疫力，预防感冒等引发的感染，避免加重病情。

7 造影剂肾病是什么？血管造影剂会造成肾损害吗

造影剂肾病，是指应用造影剂后新发生的、未发现其他原因的肾功能障碍或者原有的肾功能障碍加重。通常认为血清肌酐水平比使用造影前升高 $25\% \sim 50\%$，或血清肌酐升高 $0.5 \sim 1mg/dL$，便可诊断。导致造影剂肾病发生的危险因素，包括原有肾功能不全、伴有肾功能不全的糖尿病、充血性心力衰竭、肾病综合征、肝硬化、血容量减少或脱水、多发性骨髓瘤，同时应用其他肾毒性药物、短期内接受多种放射性造影剂以及高钙血症等。所以排除相关禁忌证后做造影剂相关的检查或治疗是不会造成肾损害的。

8 肾病患者可以做冠状动脉造影吗

冠脉造影需要造影剂大约 100mL，介入治疗需要造影剂 $250 \sim 300mL$。

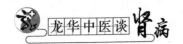

造影剂的使用剂量越大，发生造影剂肾病的概率越大，尤其是存在肾功能异常者。但是在临床上，可以根据血清肌酐水平除以造影剂常规剂量作为肾功能不全患者的造影剂用量，这样可以大大减少造影剂肾病的发生。所以，对于肾病患者，是否能做冠脉造影，需要咨询专业医生。

⑨ 哪些抗肿瘤药物易引起肾损害

抗肿瘤药物，如卡铂、顺铂、多柔比星、甲氨蝶呤、洛莫司汀、丝裂霉素易引起肾损害。

⑩ 肾功能不全者不宜服用哪些降压药

（1）ACEI类：卡托普利、依那普利、贝那普利、雷米普利、福辛普利等。

（2）ARB类：氯沙坦、缬沙坦、厄贝沙坦等。

⑪ 肾病患者禁忌哪些食物

肾病患者禁食发物，这些食物很容易引起肾脏疾病的复发，如螃蟹、黄鳝、甲鱼、公鸡、猪肾、鹅肉、老猪肉等都属于发物，肾病患者应禁食。

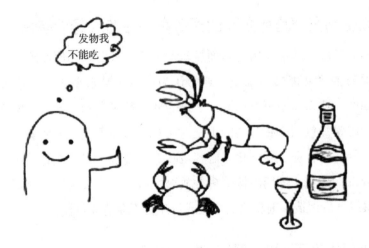

12 肾结石患者禁忌哪些食物

含草酸的饮食不要摄入过多，因为体内草酸的大量积存，是导致肾尿结石的因素之一，如菠菜、豆类、葡萄、可可、茶叶、土豆、李子、橘子、番茄、竹笋等，这些人们普遍爱吃的东西，正是含草酸较高的食物。也应避免酒精、咖啡因、茶、巧克力、无花果干、羊肉、核果、青椒、红茶、罂粟子等。

13 哪些检查操作会引起肾脏损伤

最常见的是泌尿外科器械的使用，包括导尿、保留导尿管、膀胱镜检查、逆行肾盂造影等，这些操作会引起尿路感染，严重的会引发败血症。所以，以上检查只有在必要的情况下（明确诊断或治疗需要），由熟练的专科医生操作。此外，肾活检一般不会影响肾功能。

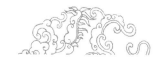

第七章 正确认识透析

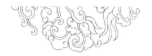

当体内血清肌酐、尿素氮等代谢废物因肾脏功能衰竭而不能及时排出体外，造成各脏器损伤，从而出现尿毒症时，需要通过透析替代肾脏功能排出废物，改善患者的症状，挽救和维持患者的生命，所以，肾病患者需要正确认识透析。

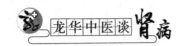

1 什么情况下需要透析治疗

（1）肾小球滤过率降低：建议当肾小球滤过率小于10.5mL/（min·1.73m²）时应开始透析治疗，除非患者在这种情况下尿量能维持正常，无水肿、体重稳定、标准化蛋白摄入量不低于0.8g/（kg·d），并且没有尿毒症症状和体征。

（2）营养不良：虽然积极进行非透析治疗，但营养不良不能纠正时，应开始透析治疗。相关指南提出：患者慢性肾衰竭（肾小球滤过率小于10.5mL/（min·1.73m²），还没进行维持性透析，如果已使用各种有效的方法试图改善蛋白质和能量摄入的不足，仍营养不良，且没有其他明显的导致营养不良的原因时，应采取透析治疗。

2 血液透析和腹膜透析，怎么选择

并不是所有的慢性肾功能衰竭患者都愿意接受透析治疗，另外，透析并不能提高所有慢性肾衰竭患者的生活质量并延长他们的生命。因此，在选择透析方式前需要咨询医务人员。

（1）腹膜透析的优缺点：技术相对简单，对患者或家属进行简单培训后，即可在家里进行；长期并发症是腹壁变薄和疝气，有时不得不改为血液透析。

（2）血液透析的优缺点：与腹膜透析相比，血液透析效率更高，可在短时间内清除体内多余的水分和毒素，尤其适合肺水肿、高血钾、药物性中毒的快速解救。但由于患者需要在工作时间内到透析中心接受治疗，这往往会影响正常的工作。

在选择透析方式时，必须咨询肾病科或血透室的医务人员，医生会根据患者的情况做出建议。同时，患者也要根据自身工作、经济、家庭、心理等方面考虑哪一种透析方式比较适合。

3 进行透析后，这辈子就废了，是这样吗

现在有很多肾功能不全患者谈透析色变，常常产生恐惧、沮丧、抑郁等不健康的心理状态。按照当前大家广泛接受的时机及时进入透析治疗，可以

避免严重并发症的出现，这样可以节省开支又减少患者不必要的痛苦。所以在选择透析治疗前，应咨询肾病科医生，了解肾衰竭的相关知识，了解并比较目前可使用的透析方法，与医务人员共同决定将来可能的治疗方式。可在医务人员带领下参观血液透析或腹膜透析的过程及现场，使自己对透析有更全面的认识，对未来的治疗方式有一定的心理准备，消除心理抵触情绪。

4 透析有哪些并发症？怎么预防和处理

（1）血液透析的急性并发症：与体外循环有关的并发症，例如出血、首次使用综合征、内毒素血症、空气栓塞等；与血液透析中体内成分剧烈变化有关的并发症，例如高血压、低血压、失衡综合征、低血糖、心律失常；与血液透析治疗使用的药物有关的并发症，例如药物过敏、肝素引起的出血。当患者有肌肉痉挛、抽搐等症状，需要终止透析。

（2）血液透析的慢性并发症：高血压、肝炎病毒感染、淀粉样变（常见于关节、骨等部位）。

（3）腹膜透析的急性并发症：出血，手术置管后出现血性透析液较常见；渗漏，多见于老年、肥胖和腹壁松弛的患者；堵塞，腹透管堵塞后引起腹透液流入和流出不畅；移位，腹透液入液顺畅而流出受阻时，可能是导管移位；疼痛，灌液过快，会引起暂时的疼痛；呼吸困难，腹腔内灌液后压力升高，压迫肺部；胸腔积液等。

（4）腹膜透析的慢性并发症：皮肤出口和隧道感染、腹膜炎、营养丢失、糖或脂类代谢紊乱、背痛、腹疝、腹透液渗漏。

若有以上介绍的并发症发生，应及时呼叫医生或到医院就诊，避免引起更多的并发症。患者平时应注意卫生，避免置管部位感染。

5 血液透析为什么要造瘘

血液透析，简单地说就是把患者的血液从体内引出来，经过净化等处理后，再回输到患者体内。造瘘，是动静脉造瘘术，要顺利完成透析治疗，造瘘是一个必要条件，通过建立一条长期而有效的血管通路，可使血液顺利引

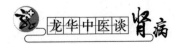

出来。

6 在家里怎么做腹膜透析？每天都要做吗

（1）腹膜透析的基本操作：①建立腹膜透析通道；②打开无菌纱布，将袋子与腹透管道连接一起；③确定连接好后，将接头包裹，腹透液挂在高处，液体即可进入腹腔，每次进液量 1500～2000mL。注意其速度不要太快，并观察自己有哪些不适；④放完后夹闭管道，断开连接，无菌纱布保护接头；⑤在腹腔留置 6～8 小时后，放下腹透液的空袋子，低于自己的身体，液体即可从腹腔流出来，放出来后再注入透析液；⑥最后断开连接，夹闭管道，用无菌纱布保护接头；⑦将透析出来的液体计量。

（2）腹膜透析一般每天都要做，并且一天要做好几次，对生活质量有较大的限制。

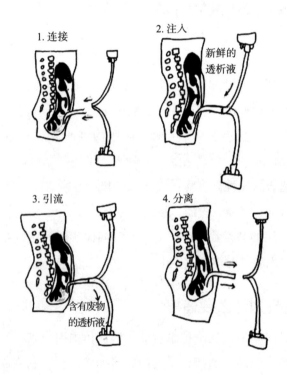

腹膜透析

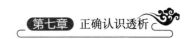

（3）医院会对家庭透析的患者及家属进行培训，培训的相关内容有：①透析的基本原理；②体重、血压、盐的摄入量等与超滤之间的关系；③无菌概念，如何避免感染，如何消毒等；④透析管的常规护理；⑤如何在透析液中加入药物；⑥如何处理透析管流出不畅；⑦腹透的饮食疗法。

⑦ 血液透析怎么做？在家里可做吗？每天都要做吗

血液透析需要到专门做血透的血透室做，由专业的医务人员操作，不需要自己动手。所以在家不可以做，除非自己在家自备血透机器，但费用比较高，且一般老百姓无法购买血透机器。一般而言，患者每周需透析 3～4 次，每次约 4 小时。

⑧ 透析后，血清肌酐水平还是很高，怎么办

透析前，患者的血清肌酐一般高达 600～1000μmol/L，在透析后血清肌酐可能降到 200μmol/L 左右，但这只是短暂的，进行一段时间透析之后血清肌酐仍会较高，只是患者的浮肿等全身症状可得到缓解。透析后一般不采用血肌酐数值来衡量透析疗效，而采用尿素清除指数，其正常值范围：1.2～1.4。

⑨ 透析之后，还需要控制蛋白的摄入量吗

透析后，排出毒素的同时，会随透析液丢失部分蛋白，这时应当采取高蛋白饮食（以动物蛋白为主，如鲜奶、鸡蛋、鱼、瘦肉等），摄入充足的优质蛋白质，以维持体内氮平衡，避免营养不良。从摄入量来说，血透患者蛋白质摄入量应达到 1.2g/（kg·d），以优质蛋白为主。摄入过多，可使代谢废物潴留增加，加重病情；摄入过少，会造成营养不良。

⑩ 什么情况下考虑肾移植治疗

原则上任何肾脏疾病引起不可逆的肾功能衰竭均可考虑肾移植治疗。理论上，肾功能衰竭达到终末期，经保守治疗无效者，可以考虑肾移植手术。但是肾移植手术因肾源比较紧张，费用比较昂贵，能够接受的患者并不多。

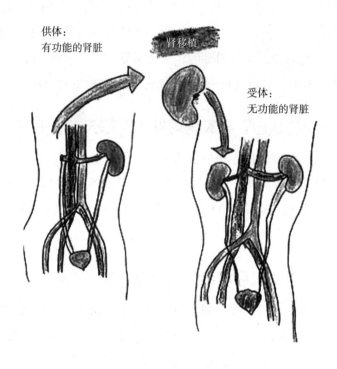

供体：
有功能的肾脏

肾移植

受体：
无功能的肾脏

11 凡是肾功能衰竭都可以做肾移植吗

　　肾移植有一定的禁忌证。如患有恶性肿瘤、慢性呼吸衰竭、严重心力衰竭、泌尿系统先天性畸形、凝血功能障碍、活动性肝炎、精神病等均不可做肾移植手术。

12 已经进入尿毒症晚期，还可以做肾移植吗

　　已经进入尿毒症晚期，患者基本情况较差，比如身体虚弱，尿少或无尿，严重水肿，血压高，心力衰竭等，不宜立即做肾移植，若要做肾移植，需要经过血液透析，使病情平稳后才可进行。肾移植的最佳时期是尿毒症的早期，当患者尿量维持在 1000 ～ 1500mL，无心力衰竭、高血钾、脑水肿，则比较适合做肾移植术。

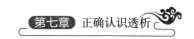

13 换肾之后，肾病是不是痊愈了

换肾之后，原来的肾脏疾病可能已经痊愈，但并不意味着完全健康，因为毕竟器官来自异体，会产生排异反应，所以患者需要终身服用免疫抑制剂。肾移植后出现肾衰竭的概率也是有的。但若手术比较成功，排斥性反应能控制，后期的生活质量会大大提高。

14 肾移植手术后，需要注意些什么

（1）记录 24 小时尿量，判断肾脏的浓缩功能。

（2）自测体温，因为排斥反应常有体温升高的表现。

（3）自称体重。

（4）按时至门诊复诊，复查肝肾功能、血常规、尿常规等。

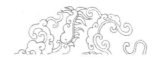

第八章 正确认识中医药治疗肾病

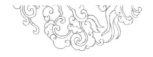

中医药在肾病的治疗中有其自身的特色和优势，具有"简、便、廉、效"等优点，能使许多肾病患者病情得以控制，甚至痊愈，有效延长了患者生命，提高了生活质量，减轻了社会和家庭的经济负担。

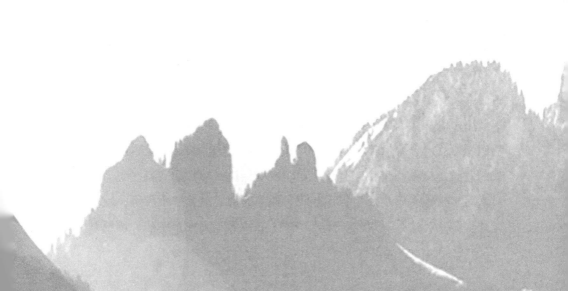

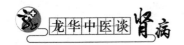

1 中医药可以治疗哪些肾脏疾病

中医治疗肾病是通过辨证论治、整体调治，中西医结合治疗来提高疗效。中医药在治疗急性肾炎、慢性肾炎、肾病综合征、狼疮性肾病、糖尿病肾病、慢性肾功能不全、肾结石、慢性尿路感染等方面均有比较好的疗效。患者在寻求中医药治疗时，一定要去正规的医院诊治，切莫自行开药或服用他人给予的方药。

2 中医药治疗肾病的同时，其他西药还要吃吗

采取中医药治疗肾病的时候，降压药、降糖药、降尿酸药等药物如有必要，还是需要继续服用，但对有些病种如特发性膜性肾病，可以实现对多数患者给予单纯中药治疗达到疾病的临床缓解。因此，中药和西药如何结合，需要专业医生的指导。有些患者会疑问，既然什么药物都不能停，为什么还要中药治疗呢？举个例子说明，比如说慢性肾功能不全患者，肌酐逐渐升高，即使血糖、血压、尿酸等都控制得蛮好的，血清肌酐还是逐渐往上升，怎么办？世界上还没有研制出可降低肌酐的特效药。此时，可以选择传统中药治疗肾病，西药控制肾功能不全的并发症。一方面，可以一定程度地修复尚未完全硬化荒废的肾单位并增强这些肾单位的功能；另一方面，通过提高机体的免疫力，减少因反复感染而导致肾病的进行性加重。

总之，患者选择疗法要因人而异，可以在专业医务人员的指导下实现疗效的最大化。

3 中医药治疗肾病，可以不用激素或减少服用剂量吗

用中医药治疗肾病的时候，是否用激素或免疫抑制剂需要咨询具体负责的医生。当已经在服用激素，并且病情处于好转趋势，不可以随意停止服用或随意减量激素用量，以避免疾病的反弹或进一步加重。有些患者发现服用激素后出现很多不良反应，比如满月脸、肥胖、多毛、水肿等，就自行停止或减量激素，这是不对的。需要在医生的指导下，配合中药，逐渐减量，避

免反弹和复发。

 中医药治疗可以减轻激素及免疫抑制剂的不良反应吗

中医药治疗，可以减轻患者服用激素及免疫抑制剂的不良反应。西医在防止激素的不良反应上没有什么特别的方法，只能在药物选择和用法用量上加以控制。但中医在临床治疗中，可以针对患者的不同病情，运用不同种类、用量的免疫抑制剂，再结合相关症状，使用相应的中药，以缓解患者的不良反应。中药有调节机体免疫功能，增强机体抵抗能力的作用。所以，医生多在使用激素类药物的同时，配合中药辨证施治，使二者相辅为用，扬长避短，从而减轻或避免激素不良反应的发生，减少撤药反跳现象的出现，并可明显地提高药物疗效。

为什么每个中医师开的方药都不一样

每个医生的辨病、辨证的思路各不相同，所以开的处方不太一样。一般而言，中医的开方并不是按病拟方的，而是按证型拟方。而证型会因时间、表现症状而变化，所以当疾病变化之后，方子也就需要变化。不做任何调整长期服用一个处方不可取。

如何根据舌苔辨病

舌苔是中医术语，即正常人的舌面上有一层薄白而润的苔状物。舌苔由胃气所生，反映了五脏六腑的寒、热、虚、实，病邪的性质和病位的深浅。常见类型如下。

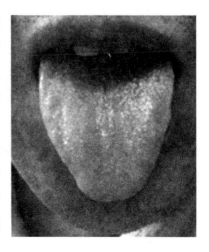

（1）白苔：主表证、寒证。舌苔薄白而过于润滑，多见于表寒证。苔薄白而干燥，为表热证或感受燥邪。舌苔白厚而干燥，代表湿浊。舌苔白腻，多为痰湿，或

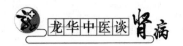

胃阳虚。

（2）黄苔：主里证、热证。苔薄黄而干燥，则里热盛，津液受损。苔黄干燥生刺，舌有裂纹，为里热极盛，脏腑大热。舌苔黄而腻，多为痰热、食积或湿热内蕴。舌苔黄滑而润，为阳虚表现。

（3）灰苔：主里证。苔灰薄而润滑，多为寒湿内阻，或痰饮内停。苔灰干燥，为热病或阴虚火旺。

（4）黑苔：病情严重。苔黑而干燥，为热盛津亏。舌尖苔黑而干燥，为心火盛。苔黑而润滑，为阳虚阴寒极盛。舌苔干燥而色黄者，为胃热炽盛，损伤津液。舌苔干燥色黑且有刺，属热极津液枯竭。

中药怎么煎煮才能使药效更好

（1）凉水浸泡：取回的中药应该先放入干净的容器中，用凉水浸泡，一般浸泡半小时至一小时左右，这时候中药吸收了很多水分，但是水平面仍应高于药材。

（2）头煎：将浸泡好的中药连同泡中药的水一起倒入煎药锅内，先大火烧开，再小火煎煮15分钟至半个小时。

（3）滤出药液：将煎好的药水倒出来，药渣留在锅内。

（4）二煎：用凉开水或者温水继续浸泡刚刚煎过的药渣，这次的水不要太多，刚刚没过药渣即可。然后小火煎煮至水开后5分钟，第二次倒出，留药渣在锅内。

（5）混合药液，分为两份。将两次煎熬的药液混合在一起，然后分为两份，分早晚两次服用，第二次喝的时候应该加热一下。

8 双下肢浮肿，要限制水的摄入，那怎么控制服用中药的剂量

若煎煮出来的中药药液比较多，可以将药液倒进干净的药锅里，小火煎煮，蒸发掉一部分水，浓缩后再分成三份，早中晚饭后一小时服用，这样可以避免一次性服用过多的水。并且医生开的中药，一般会辨证论治，所服中药应该有缓解水肿的药物，所以不用太担心。当然，如果水肿有进行性加重，还是应该及时去医院就诊。

9 中成药、中草药、颗粒剂，该如何选择

中成药在临床研究过程中，已被针对某种疾病进行过正规的临床疗效观察。所以，在国家食品药品监督管理局批准的适应病种（如慢性肾小球肾炎、慢性肾功能衰竭等）范围内使用较为安全。需要注意的是，每一种中成药应该只对其标明的中医证型疗效最好。所以，用药前一定要注意药品说明书中标注的中医证型和临床表现。脱离中医理论指导的"广泛应用"都属超范围用药，疗效难以得到保障，并可能带来不良反应。

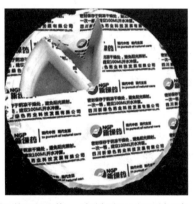

中草药、颗粒剂，都是通过辨证论治将各味中药组合成的只适合个人的处方。但二者之间还是有一定区别，中草药是通过煎煮熬制而成的药液，颗粒剂是经过高温煎煮，浓缩制剂而成的。中草药需要煎煮，比较花费患者的时间和精力，但是疗效比较好。颗粒剂服用比较方便，开水溶解即可服用，省时省力，但不进医保，药费比较贵，疗效尚可。

不管选用何种类型，都要在专业医务人员的指导下使用，不可自行随意服用。

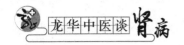

10 中草药代煎效果好吗

有些患者拿代煎中药与自煎中药相比，似乎颜色淡了许多，两者药效有没有差别？代煎是否卫生？到底有没有按照医嘱遵守药物先煎后下的原则？

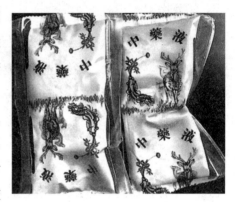

（1）药液颜色：自煎受煎煮时间、方法、水分等因素影响，药液颜色难以把握；代煎火力均匀，而且煎煮前会对中药进行规范浸泡，通常药液颜色较深。一般来讲，如果以草药类、矿物类药为主，煎出来的颜色比较淡，但都不会影响疗效。

（2）煎煮时间：自煎用于治疗不同疾病，煎煮方法和时间不一样；代煎时间较为固定，一般为煮沸30分钟。

（3）效果：影响因素太多，不同患者服用效果也不一样。因此，代煎和自煎疗效有无差别目前尚无定论，一般来说差别不大。由于煎药机中有压榨设备，能将药汁压出来，比自煎药浸出物的量高，但是否临床疗效高于普通自煎药，仍需验证。

建议：有时间，有精力，可自己细心地煎煮。若时间不予许，选择代煎也可以。

11 中药汤剂都很苦，会不会损伤脾胃

人们经常这么认为，中药汤剂一般都比较苦，容易引起胃部不适感，例如恶心、呕吐、反流等，对于肠胃功能不大好的患者，服用中药汤剂可能会引起较大不适。真的是这样吗？那为什么脾胃科就诊的患者也服用中药，却说慢性胃炎、消化道溃疡、胃食管反流等疾病得到了缓解，甚至可以治愈。所以，并不是所有的中药汤剂都会损伤脾胃，关键在于中医师的辨病辨证论治以及处方的水平。

⑫ 中药汤剂服用时间过长，会不会引起肾功能不全

中医药治疗肾病，有一定的优势，但某些中药对肾脏有一定的毒性作用，人们也会担心服用中药会不会引起肾功能不全。

比如说：膜性肾病，大量蛋白尿是此疾病的特征，但不用激素和免疫抑制剂，仅仅通过中医药治疗，也可以将蛋白尿转阴，甚至治愈，且不会复发。此类通过中药汤剂治疗后好转或治愈的患者，需要长期服用中药。尿蛋白转阴后，可以停汤剂，服用中成药维持，或每年冬天吃膏方。为什么这类患者长期服用中药汤剂不会导致肾功能不全呢？第一，患者都是到正规医院，寻找正规的中医师进行诊治。第二，患者平时比较注意生活、锻炼、饮食、用药等方面，避免劳累过度，避免食用对肾病不利或可引起肾病复发的食物，遵医嘱，不随意减量加量药物，避免感染，避免感冒等。第三，在治疗期间，不随意停药，不随意改变医生的处方，定期复查相关指标，定期复诊。所以治疗肾病，对患者对医生的要求都很高。看肾脏疾病一定要找专业的医生，可以确保治愈率或稳定疾病的概率，亦不会发生肾功能不全等情况。

如果是肾功能不全的患者，专业的中医师会通过中药汤剂治疗，延缓肾功能不全的进展，但慢性肾功能不全患者服用中药后可能存在高钾的情况，如果反复出现不能纠正，建议停用中药。

⑬ 服用中药期间有哪些饮食禁忌

（1）不要喝浓茶，浓茶含有鞣酸，会影响人体对中药有效成分的吸收，降低疗效。

（2）不宜吃萝卜（服理气化痰药物除外），因萝卜有消食、破气等功效，特别是服用人参、黄芪等时，萝卜会影响药物的补益作用。

（3）忌生冷油腻食物，因生冷食物刺激胃肠道，影响胃肠对药物的吸收，油腻食物不易消化和吸收，而且油腻食物和药物混合，更能阻碍胃肠对药物有效成分的吸收，从而降低疗效。

（4）服用地黄时，忌服葱、蒜、萝卜。

（5）服用薄荷时，不宜吃鳖肉。

（6）服用茯苓时，食物里不宜放醋。

（7）服用泻下剂时，如大承气汤、麻子仁丸时，不宜过早食用油腻以及不易消化的食物。

（8）服清热凉血药物（如石膏、金银花、连翘、栀子、生地黄、牡丹皮等）以及滋阴药物（如石斛、沙参、麦冬、知母、玄参等）时，不宜吃辛辣刺激食物。

14 什么是膏方

膏方一般由20味以上中药组成，具有很好的滋补作用。春生夏长，秋收冬藏，根据中医理论，冬季是一年四季中进补的最好季节，而冬令进补，更以膏方为最佳。

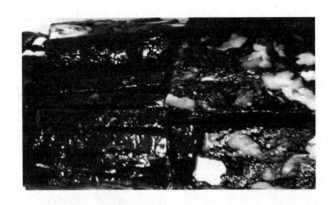

（1）组方原则：辨证论治，注重体质差异；量体用药，调畅气血阴阳，以平为期；斡旋脾胃升降，以和为补。

（2）制定：遵循辨证论治法度，具备理、法、方、药之程序，不仅养生，更能治病。

（3）功效：补虚扶弱、抗衰延年、防病治病等。

15 为什么一般在冬天吃膏方

冬天，天气比较寒冷，人体为适应外界寒冷的气候会做出相应的调整。冬季血液在消化道分布多，消化腺、消化酶分泌增多，消化机能增强，食欲旺盛，体内高热量食品需求增多，容易吸收，并把营养藏于体内，同时代谢降低，消耗减少。在《素问·四气调神大论》中指出："冬三月，此谓闭藏，水冰地坼，无扰乎阳，早卧晚起，必待日光，使志若伏若匿，若有私意，若已有得，去寒就温，无泄皮肤，使气亟夺，此冬气之应，养藏之道也。逆之则伤肾，春为痿厥，奉生者少。"这就是说明适应冬天气候环境，是一种养藏的方法。如果违反了这种冬令的养生方法，到了春天便要发生"痿厥"一类疾患，使人们对春生之气的适应能力减弱。

所以，冬季是一年四季中进补的最好季节。长期以来，人们就讲究"冬令进补"。在冬天，内服滋补膏方，强壮身体，到了来年春天，精神抖擞，步履矫捷，思维灵敏，在民间也有"冬令一进补，春天可打虎"的说法，是很有道理的。

16 肾病患者可以吃膏方吗

肾病的种类很多，有些肾脏疾病患者可以通过膏方调养后达到更好的状态，有些肾脏疾病患者不宜服用膏方。

（1）适用膏方的情况：各种原发性肾小球疾病、继发性肾脏疾病患者，病情已经基本得到控制，蛋白尿、血尿基本接近正常者；中老年女性的慢性复发性尿路感染，疾病处于相对稳定期；中老年人肾小球滤过率下降，血清肌酐处于临界状态，夜尿频多，虽无明显器质性或功能性疾病，为保持正常健康状态，减少疾病的发生，可用膏方平补调理，以增强体质，防止衰老。

（2）不宜用膏方的情况：慢性肾功能不全，大量尿蛋白，大量血尿；肾病急性复发阶段，不可服用膏方治疗。

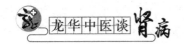

⑰ 膏方如何保存

目前膏方的包装方式有两种，一种是保存为蜂蜜瓶大小的瓶装，一种是塑料小袋装的，类似糖块，两者的保存方式不一样。

（1）瓶装：如果数量比较多，可一半放在冰箱冷藏室，一半放在冷冻室。先服用冷藏室的。

（2）袋装：放在冷冻室保存。

清楚膏方的保存方式，既能保证膏方的质量，也可以保证服用的时间。

⑱ 服用膏方出现不适症状怎么办

（1）在服用膏方滋补期间，如出现以下情况，需要先停止服用：①发生各种急性感染（比如流行性感冒、肺部感染、尿路感染急性发作等）；②存在急性消化道疾病或症状者，如腹痛、腹泻；③肾脏疾病突然加重，如蛋白尿明显增多，血清肌酐突然上升。

（2）因个人体质不同，可能出现的情况亦不一样。①上火。比如牙龈肿痛、口舌生疮、目胀目红等。可用菊花数朵、决明子 5g，泡水当茶喝；②胃胀胃痛，食欲不振，嗳气泛酸，舌苔厚腻等。饮食方面，多喝点萝卜汤，吃点萝卜皮，或者吃点陈皮、话梅等，都会有一定帮助；③大便稀溏。最好少吃水果，可以多吃点山药、小米粥、薏米粥；④自觉身体发热，但体温正常，可以喝绿茶；⑤女性月经量增多，经期提前，往往是滋补过度，血分有热，需暂停服用膏方；⑥血压增高、血糖增高、尿酸增高、血脂增高等。注意降压药、降糖药（包括胰岛素）、降脂药是否正常服用。因为膏方不能代替这些基础治疗性药物。同时，要检查一下饮食结构，是否有问题。

如还不能缓解，建议去中医院就诊，可采用调整膏方剂量等方法处理。

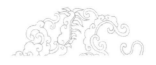

第九章 食 疗

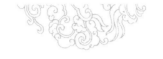

　　饮食习惯对肾病的发生、发展起着关键的作用，也是慢性肾脏病治疗的基础，通过合理饮食既能达到营养平衡，又能减缓肾脏病的发展。

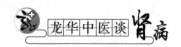

龙华中医谈肾病

1 肾病患者饮食调养的目的是什么

肾病患者饮食调养的目的如下：

（1）减少含氮代谢产物的生成。

（2）缓解临床症状。

（3）改善营养状况。

（4）延缓慢性肾脏病的进展。

（5）推迟进入透析时间。

2 为什么肾病患者要控制水、食盐、蛋白质等的摄入量

水肿和血容量、钠盐的关系极大。每 1g 盐可带进 110mL 左右的水。肾病患者水肿明显者，如进食过量的食盐，或饮用过多的水，而排尿功能又受损，常会引起血容量增大，加重水肿症状，所以肾病表现为水肿的患者要低盐饮食。

对于慢性肾功能不全的患者，从 CKD4 期开始需要控制蛋白质的摄入，可以减轻肾脏的负担，延缓肾病的进展，延迟开始透析的时间，改善、减少体内毒素的堆积，减轻临床症状，改善生活质量，纠正各种代谢紊乱，减少并发症的产生。而 CKD1 ～ 3 期的患者不需要控制蛋白质的摄入。

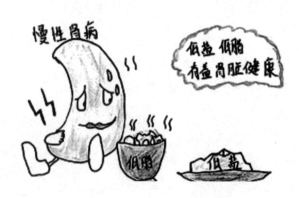

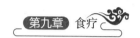

3 肾病患者钠盐的摄入如何掌握

（1）少盐饮食：每日饮食中食盐摄入量不超过 2 ～ 3g（1g 食盐含钠 400mg），不再另食其他含盐食物。水肿、高血压患者宜少盐饮食。

肾病综合征宜"肿甚忌盐，微肿限盐，肿退进盐"。对不同程度的水肿患者，应给予少盐或无盐饮食并适当限水。在服用大剂量激素（泼尼松、甲泼尼龙）治疗时，易于使钠盐滞留而引起水肿，也应适当限制食盐的摄入，所以肾病综合征患者宜少盐饮食。高度水肿患者，一般每天的钠盐摄入量应在 0.5g 以下，最好忌盐，以免加重水肿。禁用腌制食品（咸鱼、咸肉、咸鸭蛋、松花蛋、酱豆腐和各种咸菜）、味精、小苏打饮料、点心和馒头等。

（2）无盐饮食：每日在烹饪时不再加盐或用其他含盐食品，一般常加糖醋以增入口味。对重度水肿、少尿或无尿、心力衰竭患者应给予无盐饮食。

（3）正常盐饮食：无水肿、病情稳定的患者食盐摄入量应小于每天 4g。

4 如何判断自己吃了多少食盐，有什么技巧控制盐的摄入吗

比如说：1 个咸鸭蛋的盐含量 =4g 食盐中盐含量，5mL 酱油 =1g 盐，1 个啤酒瓶盖可以盛 6g 盐，可以根据所给出的比值，量化控盐。

（1）尽量利用食物的本身味道（原汁蒸、炖），鲜鱼类可清蒸，蔬菜类可做成泥，利用蔬菜本身的强烈风味，如番茄、洋葱、香菇等。

（2）适当采用酸味、甜味（番茄酱、芝麻酱）等调味品代替食盐，但糖尿病肾病患者不宜食过多的甜味调料品。

（3）可适当利用葱姜蒜的味道减少食盐的用量。

（4）炒菜时不放盐，进餐时放少量的盐。

（5）减少外出就餐次数。

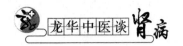

5 肾病患者如何掌握水的摄入量

表现为浮肿的肾病患者是由于体内过多的水分无法正常排出而引起的，此时应严格控制水的摄入。每日水的摄入量应根据尿量来定，一般不超过1000mL，包括食物本身含的水分。患者口干口渴，想喝水时，可少量饮用玉米须汤、西瓜汁、冬瓜汤等以利水消肿。

无明显水肿的患者可以正常饮水，无须特别增加饮水量。

肾功能不全的患者，如果到后期血清肌酐明显升高，要注意每日的尿量，尿量减少则需相应减少饮水量，并定期去医院复查。

6 肾病患者如何掌握蛋白质的摄入量

肾病患者因大量血浆蛋白从尿中排出，人体蛋白降低而处于低蛋白质的营养不良状态，低蛋白血症使血浆胶体渗透压下降，致使水肿顽固难消，机体抵抗力也随之下降。

（1）对肾功能良好者，给予正常蛋白饮食。成人按 $1.5 \sim 2$g/（kg·d），总量（$100 \sim 120$）g/d，以纠正和防止血浆蛋白降低、贫血及营养不良性水肿。

（2）根据慢性肾脏病（CKD）分期适当地限制蛋白质的摄入。应选优质蛋白质，首选蛋类和乳类食物。如下表。

表 9-1　肾病患者透析前后蛋白质摄入标准

类别	分期	蛋白质摄入 g/（kg·d）
透析前　非糖尿病肾病患者	CKD1、2 期（GFR>60mL/（min·1.73m²））	0.8
	CKD3 期（GFR<60mL/（min·1.73m²））	0.6
	GFR 重度下降（GFR<25mL/（min·1.73m²））	0.4
糖尿病肾病患者	出现大量蛋白尿	0.8
	当 GFR 开始下降	0.6
透析后	血液透析	1.2
	腹膜透析	1.2 ~ 1.2

注释：GFR 为肾小球滤过率。慢性肾脏病分期是根据 GFR 来划分。

蛋白质摄入量的简单计量方法：记住"56789"，控制蛋白质也不难。

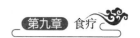

"5"：一两白面、大米各含 5g 蛋白质；

"6"：一个鸡蛋、一杯牛奶（200mL）各含 6g 蛋白质；

"7"：一两鱼虾各含 7g 蛋白质；

"8"：一两鸡肉、鸭肉各含 8g 蛋白质；

"9"：一两猪肉、牛肉、羊肉（都是瘦肉）各含 9g 蛋白质。

7 从尿中丢失很多蛋白质，会不会引起营养不良？可以吃高蛋白食物吗

身体需要的蛋白质来源：动物蛋白质＞植物蛋白质＞蔬菜和水果。肾病患者选择食物要"少而精"。

大量蛋白质从尿中排出，人体蛋白质减少而处于低蛋白质的营养不良状态，低蛋白血症使血浆胶体渗透压下降，动脉充盈不足，肾水钠潴留，致使水肿顽固难消，机体抵抗力也随之下降，如果予高蛋白饮食以缓解营养不良，可使肾血流量及肾小球滤过率增高，使肾小球毛细血管处于高压状态，同时摄入大量蛋白质也使尿蛋白增多，加速肾小球的硬化。因此，慢性肾病患者应摄入少量高质量的蛋白质。

肾脏病晚期，如氮质血症期、尿毒症时期，蛋白质在体内分解代谢，会产生对人体有害的有毒物质——氨。氨是消化道紊乱的主要原因，能引起患者恶心、呕吐、厌食、腹痛、腹泻等。因此，宜采用低蛋白饮食，选用高生物价的优质蛋白质，如乳类、蛋类、瘦肉、鱼等，可减少氨的产生，减轻肾脏的负担。

8 肾病患者如何掌握脂肪的摄入量

肾病患者常有高脂血症，此症可引起动脉硬化及肾小球损伤或硬化等，因此应控制动物内脏、肥肉、海产品、动物油等富含胆固醇及脂肪的食物摄入。

9 肾病患者为什么要适当补充矿物质和维生素

由于肾病患者肾小球基底膜的通透性增加，尿中除丢失大量蛋白质的同时，还丢失与蛋白质结合的某些微量元素，致使人体钙、镁、锌、铁等元素

缺乏，应给予适当补充。一般可进食含维生素及微量元素丰富的蔬菜、水果、杂粮等予以补充。

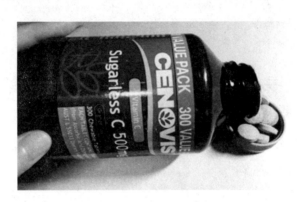

10 为什么有些肾病患者要限制含钾食物的摄入，而有些肾病患者则需要补钾呢

人体内钾含量过多或过少都会引起消化系统、心血管系统、骨骼肌等的某些不良症状，并且肾病患者较易出现电解质紊乱，所以需要定期复查血清电解质，以便于调整饮食。

当出现少尿、无尿或血钾升高时，应限制含钾丰富的食物摄入，如橙子、红枣、香蕉、菠萝、黑加仑、干蘑菇、咖喱粉、干莲子、香菇、黄豆、青豆、紫菜、干贝、海带、萝卜干、赤小豆、榨菜、韭菜、菠菜、菜花、笋、莲藕等。当血钾偏低时，宜多吃以上含钾食物。

11 肾病患者如何选择食物

（1）血浆蛋白低时，可选用生理价值高的蛋白质——蛋类、乳类、肉类，如鲫鱼、鲤鱼、黑鱼、瘦肉、母鸡等，以补偿排泄损失，治疗浮肿及贫血。

（2）伴大便不通者，可选用蜂蜜、香蕉、生梨、萝卜、胡桃肉、黑芝麻等，这些食物能润肠通便，可以配合药物经常食用。（温馨提示：为了使肌酐、尿素氮能更多地排出，就必须使大小便保持通畅。）

（3）伴尿量少者，可吃冬瓜、西瓜、丝瓜、葫芦、青菜、黑豆、赤小豆、薏米、花生、红枣等。

（4）伴高血压者，可吃藕、荠菜、玉米、木耳、芹菜。

（5）伴血尿者，可吃荠菜、马兰头等。

（6）伴有高血压或高脂蛋白血症者，须限制膳食中的饱和脂肪酸与胆固醇的含量。对有贫血的病例，应选用富含蛋白质和铁的食物，如肝、牛肉及绿色蔬菜等。

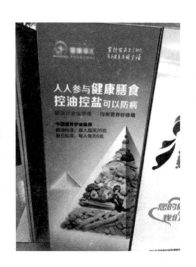

12 肾病患者有哪些忌口食物

（1）肾病患者须忌口的食物：海鲜、发物、寒凉食物，如甲鱼、大闸蟹、黄鳝、公鸡、羊肉。

（2）IgA 肾病患者忌食容易引发过敏的食物，如韭菜、海产品、谷类的胚芽等。

（3）狼疮性肾病患者忌食感光食物，如柠檬、橘子、香菜、芹菜、胡萝卜等。

（4）紫癜性肾病患者忌食粗食或粗纤维多的食物，如芹菜、油菜、笋、菠萝等，以避免磨损胃肠黏膜，诱发或加重胃肠道出血。

13 含钾较高的食物有哪些

（1）菌菇类：蘑菇、紫菜。

（2）坚果类：黄豆、瓜子仁。

（3）水果类：香蕉、橘子、橙子、果汁。

（4）蔬菜类：菜汁、菠菜、卷心菜、青蚕豆、西红柿、土豆、山药、地瓜。

14 有什么烹调方法可以减少钾摄入

（1）绿叶蔬菜烹制前浸于水中 20 ～ 30 分钟。

（2）根茎类蔬菜如土豆，应先去皮、切片、浸水后再煮。

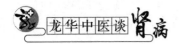

（3）将菜在开水中白灼后捞起，再起油锅炒。

（4）不熬汤。

15 含磷较高的食物有哪些

（1）坚果：蚕豆、豌豆、扁豆、花生、瓜子仁。

（2）饮料：可乐、咖啡、茶叶。

（3）菌菇：蘑菇、香菇。

（4）肉类：动物内脏、鱼虾。

16 利尿的食物有哪些

（1）蔬菜类：薏米、豌豆、豆芽、芹菜、黄瓜、洋葱、萝卜、西葫芦、南瓜、冬瓜、丝瓜、茼蒿、芥菜、白菜、赤小豆、白扁豆。

（2）水果类：西瓜、梨、葡萄、柑橘。

17 益肾食物有哪些

（1）主食：黑米。

（2）蔬菜：淡菜、豇豆、山药、小麦、小白菜、莲子、栗子。

（3）水果：石榴、桑椹。

（4）肉类：河虾、鲤鱼、牛肉、鹌鹑、鸽肉、羊肉。

（5）豆、蛋类：黑大豆、鹌鹑蛋。

（6）其他：灵芝草、枸杞子。

18 益脾胃的食物有哪些

（1）主食：大米、陈仓米、黄米、高粱、薏米、玉米、芝麻、紫米、小米、燕麦、马铃薯。

（2）蔬菜：豆角、芋头、豇豆、芹菜、小白菜、油菜、山药、藕、莲子、菱角、荷叶、茼蒿、茄子、南瓜、蘑菇、栗子（凡是脾虚消化不好、湿热甚者不宜食）。

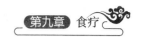

（3）水果：荔枝。

（4）肉类：牛肉、鲤鱼、羊肉、鳜鱼。

（5）蛋：鸡蛋。

⑲ 补阳的食物有哪些

（1）蔬菜：干姜、韭菜等。

（2）水果：杏、桃、木瓜。

（3）肉类：鸡肉、河虾、牛肉、羊肉、海参、鹌鹑、鳗鱼。

（4）其他：核桃仁、大枣、龙眼肉。

⑳ 补气的食物有哪些

（1）主食：糯米、小米、粳米、大麦。

（2）蔬菜：白扁豆、蘑菇、山药、菜花、胡萝卜、香菇、豆腐。

（3）肉类：牛肉、鸡肉、猪肉、鲫鱼、鲤鱼、鹌鹑、虾。

（4）豆、蛋类：大豆、鸡蛋。

（5）其他：大枣。

注意：气虚者忌食山楂、佛手柑、槟榔、大蒜、萝卜缨、香菜、胡椒、紫苏叶、薄荷、荷叶。

㉑ 含嘌呤高的食物有哪些

高嘌呤饮食会引起高尿酸血症，甚至诱发痛风发作，更严重的是高尿酸血症加速肾脏的损伤，易引发冠心病、心肌梗死、脑卒中、高血压、糖尿病、代谢综合征等并发症。高尿酸血症是因体内尿酸生成过多和（或）排泄过少所致，所以肾病患者伴有尿酸高者，必须严格限制高嘌呤饮食的摄入。

限制嘌呤的技巧有：

（1）多饮水：无水肿情况下，每日 2000～3000mL。

（2）限酒：包括烹饪时少用料酒，尤其忌啤酒。

（3）忌汤：食物中 50% 的嘌呤溶在汤中，鱼、肉先焯水后再行烹调。

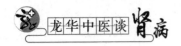

（4）多食碱性食物，少吃酸性食物。

表 9-2 各种食物中含嘌呤成分

不含或含量很少	含量较少 （＜75mg）	含量较高 （75～100mg）	含量极高 （＞150mg）
谷类、蔬菜类、麦乳精、蛋类、鲜奶、炼奶、酸奶、各种水果	芦笋、菜花、四季豆、青豆、豌豆、菜豆、菠菜、蘑菇、油麦菜、青鱼、鲱鱼、鲑鱼、金枪鱼、白鱼、龙虾、蟹、牡蛎、鸡、火腿、羊肉、牛肉汤	扁豆、鲤鱼、鳕鱼、鲈鱼、大比目鱼、梭鱼、鲟鱼、贝壳类水产、熏火腿、猪肉、牛肉、牛舌、鸡汤、野鸡、鸽子、鸭、鹌鹑、鹅、兔、肝、火鸡、鳗鱼、鳝鱼	胰脏、凤尾鱼、沙丁鱼、牛肝、牛腰、脑子、肉汁

　　肾病患者不宜吃火锅，特别是火锅店里的火锅。因为火锅店里的火锅调料复杂多样，辛辣刺激，各种调料配料，有可能含有引发肾病加重的物质，所以不建议吃火锅。自己做的火锅，可以适当选择。肾病患者平时饮食应该以清淡为主，低盐低脂为宜，忌辛辣刺激。

22 肾病患者可以吃腌制食品吗

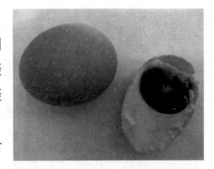

　　肾病患者不宜吃腌制食品。因为腌制食品一般都偏咸，食盐含量比较高，若摄入过多，平时饮食又不注意减少食盐的摄入，会加重水肿症状。

　　除了食盐、腌制品含钠之外，很多食物也含钠，如熏制品、酱菜、腐乳、面包、饼干、动物内脏、蛤贝类、海产品、虾米、火腿肠、凉面、运动饮料、汉堡、油炸食品、罐装食品、热狗、方便速食、熟食、各类酱（如番茄酱、蛋黄酱、沙拉酱、黄豆酱等）、鸡精、味精、酱油等。

23 肾病患者可以喝碳酸饮料吗

　　碳酸饮料影响人体酸碱度及电解质的平衡。碳酸饮料大部分含磷酸，磷

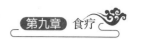

酸摄入过多会影响钙的吸收，引起钙、磷比例失调。一旦钙缺失，容易引起骨质疏松。饮用含咖啡因的碳酸饮料，会引起尿中钙含量增加，容易引起结石。酸碱平衡失调、电解质失调、肾结石等都会进一步加重肾病。所以不建议肾病患者喝碳酸饮料。

24 肾病患者可以吃冷饮吗

很多年轻人喜欢吃冷饮，比如说冰激凌、雪糕、冰棒、碳酸饮料等冰镇饮品。肾病患者特别是肾功能不全晚期患者多肠胃虚弱，吃冷饮容易腹痛、腹泻，一旦得急性肠胃炎，会加重肾病。并且从中医角度看，冷饮属寒，食用过多会损伤阳气，导致腰酸、腰部寒凉，容易导致肾病加重。

25 肾病患者可以喝酒吗

俗话说，喝酒"小酌怡情，大饮伤身"。可见饮酒过多，或频繁饮酒者，容易使身体受损害。饮酒会导致体内氮的失衡，加速蛋白质的分解，增加血液中尿素氮含量，增加肾脏的负担，所以肾病患者不宜喝酒。

26 肾病患者可以喝茶吗

肾病患者不宜喝茶。茶叶中常含有咖啡碱，会使心跳加快，血压偏高，而且喝茶过多过浓，还会出现心律失常、小便频数，会加重水肿症状，增加心肾的负担。

27 肾病患者平时可以用中药泡茶喝吗？哪些中药泡茶适合肾病患者

肾病患者可以用中药泡茶喝，但是要选择适合自己的中药，所以在服用中药茶之前应咨询肾病科医生。以下列举一些可用于泡茶喝的中药。

（1）葛根茶：饮用葛根茶可降糖降脂，生津止渴。制作方法是将葛根洗净，切成薄片，每天30g，加水煮沸后当茶饮用，每天早中晚宜饮100mL。

（2）玉米须茶：每次用玉米须25～30g泡茶饮用，每天早中晚各

100mL。可治疗因肾病引起的浮肿和高血压，疗效尤为明显。

（3）桑寄生茶：桑寄生为补肾补血要药。桑寄生茶的制作方法是，取桑寄生干品15g，煎煮15分钟后饮用，每天早晚各一次。

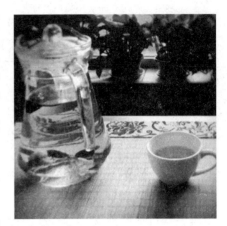

（4）三皮饮：冬瓜皮20g、西瓜皮20g、葫芦皮20g，水煎煮取汁，当茶饮用。

（友情提示：肾病综合征高度水肿患者，若每日尿量少于800mL，宜控制水的摄入量，以免增加肾脏和心脏的负担。）

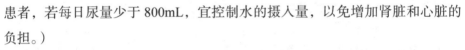 28 肾病患者宜吃什么营养粥、营养汤

（1）药膳粥

①白菜薏米粥

粥方：小白菜500g，薏米60g。先将薏米煮成稀粥，再加入切好、洗净的小白菜，煮二三沸，待白菜熟即成，不可久煮。

用法：食用时不加盐或少加盐，每日2次。

疗效：健脾祛湿，清热利尿。适用于急性肾炎之浮肿少尿者。

②黄芪粥

粥方：黄芪30g，赤小豆30g，薏米30g，大米适量。

用法：不加盐或少加盐。

疗效：利尿消肿，补气健脾。适用于慢性肾炎。

③冬瓜赤小豆粥

粥方：冬瓜500g，赤小豆30g。将冬瓜、赤小豆加水适量煮汤。

用法：不加盐或少加盐。食瓜喝汤，每日2次。

疗效：利小便，消水肿，解热毒，止消渴。适用于急性肾炎浮肿尿少者。慢性肾炎脾肾虚寒者不宜食用。

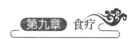

④茯苓赤小豆粥

粥方：茯苓 25g，赤小豆 30g，大枣 10 枚，粳米 100g。

用法：食用时不加盐或少加盐，每日 2 次。

疗效：健脾利湿。

⑤鲫鱼灯心粥

粥方：鲫鱼 200g（去鳞及内脏），灯心草 6g，大米 50g。

用法：食用时不加盐或少加盐，每日 2 次。

疗效：具有利水和补充蛋白质的作用。

⑥杞子核桃粥

粥方：枸杞子 30g，核桃肉 20g，粳米 50g。

用法：早晚食用。

疗效：本方具有补肾健脾的作用。

（2）药膳汤

①鲤鱼冬瓜汤

汤方：鲤鱼 1 条，赤小豆 30g，冬瓜 1500g，大葱 5 棵。

用法：每日 1 剂，连服 1 周，吃鱼喝汤后盖被发汗。

疗效：适用于恶寒发热，头晕，咽喉肿痛，小便不利，色黄或赤等，以利水为主。

②羊肺冬瓜汤

汤方：羊肺 250g，冬瓜 500g。

用法：不加盐，10 天为一疗程。

疗效：《本草从新》载，羊肺能"通肺气，调水道，利小便"。冬瓜为利水佳品。羊肺冬瓜汤既可补益肺气，又能通利小便，补消兼用，对治疗急、慢性肾炎水肿颇有效验。

③猪肚乌龟汤

汤方：猪肚 1 只，乌龟 1 只。

用法：不放盐，加糖、醋少许调味。分为 4～6 次，2 天内食完。10 天为一疗程。

疗效：猪肚为补益脾胃的常用食品，脾胃健旺则水湿可利。乌龟肉含丰富的蛋白质、糖类、脂肪、维生素 B_1、B_2 等。

④菊花鲩鱼汤

汤方：菊花 10g，鲩鱼 1 条（250～500g）。

用法：鱼洗净，加入料酒、姜、葱等调料后，与菊花一起煮汤食用。隔日 1 剂。

疗效：平肝潜阳，健脾利水。鲩鱼肉味甘，性微温，能暖胃和中，祛风平肝。菊花能清肝养肾。此汤还可以消除口干口苦，咽喉不适。

29 常见中医食疗方有哪些

（1）消肿利水方

周一、周三、周五：白花商陆 10g，瘦肉 125g，蔬菜适量。

周二、周四、周六：河鲫鱼或鲤鱼 150g，蔬菜适量，黄芪 30g，砂仁 6g（后下），白豆蔻 6g（后下）。

周日：鸡肉150g，蔬菜适量，黄芪30g，砂仁6g(后下)，白豆蔻6g(后下)。

以上 2～3 周为一疗程。

（2）贫血方

贫血方 1：山药 20g，莲肉 30g，薏苡仁 30g，红枣 6 个，粳米 100g。

贫血方 2：生黄芪 30g，当归 12g，鸡血藤 30g，巴戟天 15g，仙灵脾 12g，党参 30g，丹参 30g，再加 50～100g 肉类，如鹌鹑、鸽子肉、鸡肉、猪肉、青鱼、带鱼、鲫鱼、鲤鱼等。

贫血 3：玉米须 30g，车前子 30g（包煎），冬瓜皮 30g，葫芦壳 30g，粳米 100g。

贫血 4：党参或太子参（阳虚可加红参或生晒参）30g，再加 50～100g 肉类，如鹌鹑、鸽子肉、鸡肉、猪肉、青鱼、带鱼、鲫鱼、鲤鱼等。

（3）低蛋白血症食疗方

周一、周三、周五：黄芪 30g，白豆蔻 6g，砂仁 6g，鱼肉适量。

周二、周四、周六：白花商陆 10g，瘦肉适量。

温馨提示：要在医生指导下食用。

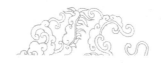

第十章 外治法

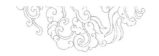

　　中医外治法在慢性肾病治疗和康复过程中起着非常重要的作用。运用中医外治法能够辅助改善症状，提高生活质量。

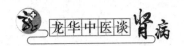

1 中医有哪些外治养护方法

中医"养肾"方法很多，其中中医技术具有"廉、简、易"等特点，在临床上应用广泛，疗效确切，能够对慢性肾病患者起到补益肝肾、温通经络、调和气血、调节阴阳等作用。

龙华医院肾病科对肾病及其并发症，有一些外治养护方法。

（1）肾性高血压：耳穴埋豆、穴位按摩。

（2）低蛋白血症、泡沫尿、腰酸乏力：艾灸。

（3）肾性水肿：艾灸、穴位敷贴、芒硝外敷。

（4）便秘：玄明粉外敷、中药保留灌肠。

（5）失眠、恶心、呕吐：耳穴埋豆。

（6）尿毒症性皮肤瘙痒：中药涂擦。

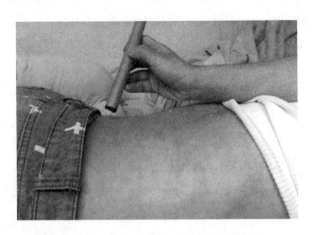

2 穴位按摩有哪些功效

经络穴位按摩，其手法渗透力强，可以放松肌肉、解除疲劳、调节人体机能，具有提高人体免疫能力、疏通经络、平衡阴阳、延年益寿之功效。

3 中医有哪些养"肾"的穴位

龙华医院肾病科常用的养"肾"穴位如下：

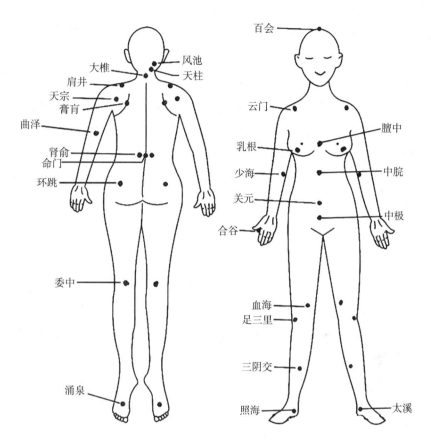

（1）涌泉穴——补肾固元的"长寿穴"：涌泉穴位于脚底中线前 1/3 交点凹陷处。《黄帝内经》有"肾出于涌泉"之说。按摩此穴可肾精充足，耳聪目明，腰膝壮实不软。

（2）太溪穴——汇聚肾经元气的"长江"：太溪穴位于足内踝后方与脚跟骨筋腱之间的凹陷处。是肾经的原穴，古人称为"回阳九穴之一"。刺激此穴有提高肾功能的作用，在肾经的流注时间按摩，每穴 5 分钟，按揉以有酸胀感为宜。

（3）关元穴——封藏一身真元之处：关元穴位于肚脐眼往下 3 寸（四根横指），是男子藏精、女子蓄血之处，是元阴、元阳的交汇之处。刺激此穴可使肾气活跃，补充肾气。

（4）肾俞穴——补肾要穴：肾俞穴位于第 2 腰椎棘突下旁开 1.5 寸处。经

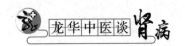

常拍打肾俞穴，能培补肾元，缓解腰肌劳损。按摩以局部皮肤微红，有温热感为佳。

（5）腰眼穴——强肾穴：腰眼穴位于第4腰椎棘突下，旁开约3.5寸的凹陷中。用掌搓腰眼，不仅可疏通带脉和强壮腰脊，而且还能起到聪耳明目、固精益肾和延年益寿的作用。按摩时端坐，两手握拳，用食指隆起的拳眼紧按腰眼穴并做旋转用力按揉，以酸胀为宜。每次5分钟。

（6）照海穴——滋阴之穴：照海穴位于人体足内侧，内踝尖下方凹陷处。具有滋补肾阴的作用。刺激此穴可防肾阴亏虚，治疗虚火上炎。每天2次，每次10分钟。

（7）命门穴——掌控生命的"门户"：命门和脐相对，位于背后正中线的交点处。中医认为命门是两肾之间的动气，蕴藏先天之气，内藏真火，称为"命门火"。经常按摩命门穴可强肾固本，温肾壮阳。

（8）足三里穴——调养脾胃好养肾：足三里穴位于小腿前外侧，外膝眼下3寸，距离胫骨前缘1横指处。中医认为肾为"先天之本"，脾胃为"后天之本"，肾的精气赖于水谷精微的培育和充养。刺激足三里穴，可以补益气血，扶正培元。

4 下肢水肿者可以做穴位按摩吗？有哪些常用穴及其定位

下肢水肿患者可以做穴位按摩。例如：三阴交、丰隆、阴陵泉、关元、肾俞、水分。定位如下。

（1）三阴交：在内踝尖上直上3寸（4指宽），按压有一骨头为胫骨，此穴位于胫骨后缘靠近骨边凹陷处。

（2）丰隆：在小腿前外侧，当外踝尖上8寸，条口穴外，距胫骨前缘二横指。

（3）阴陵泉：位于小腿内侧，胫骨内侧下缘与胫骨内侧缘之间的凹陷中，在胫骨后缘与腓肠肌之间，比目鱼肌起点上。

（4）关元：在下腹部，前正中线上，脐下3寸。

（5）肾俞：第2腰椎棘突下，旁开1.5寸。

（6）水分：在上腹部，前正中线上，脐中上1寸。

5 如何做芒硝外敷治疗双下肢水肿

每晚睡前加芒硝外敷双下肢8～10小时，次日清晨卸下芒硝袋，连续7天。

芒硝的制作方法：选择薄棉布作为芒硝袋材料，缝制成双层，另配系带数根，用于固定芒硝袋于水肿部位。将芒硝敲成粉末状，装入布袋。为了减少因重力作用使芒硝分布不均，可将布袋缝制成若干小格子，每个格子再装入1个装有芒硝的小布袋。

6 肾病患者可以做针灸治疗吗

水肿者，皮下水气不行，聚而成肿，此乃皮下水气外不得散，内不得降，治以行气、利水、消肿为主。

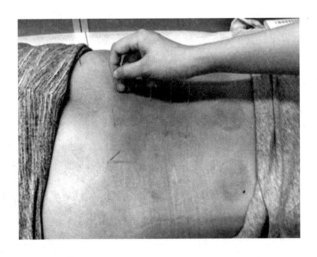

（1）若发病急，初期面目微肿，继而遍及全身，腰以上水肿甚，皮肤光亮者，宜取肺经、脾经、膀胱经、胃经以宣肺解表、利水消肿。取穴：列缺、合谷、偏历、阴陵泉、委阳、足三里。

（2）若发病较缓，足跗水肿，渐及全身，身肿以腰以下为甚，按之凹陷，宜温补脾肾，利水消肿。取穴：脾俞、肾俞、水分、复溜、昆仑、关元、三

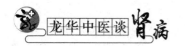

阴交、中渚。

针法：常规直刺0.5～1寸（1.5～3.3cm），留针15分钟，或艾条回旋灸10分钟。

（友情提示：为了避免晕针、血肿、刺伤脏器等危险，建议您至正规医院针灸科诊治。）

7 肾病患者可以做拔罐治疗吗

肾病虚证患者常表现为身肿，腰以下为甚，按之凹陷不易恢复，小便短少，面色萎黄，胃口差，大便质稀，伴有神疲肢冷，脘腹胀闷，或有不自主心跳加快、气促、腰部冷痛酸重，面色苍白或灰暗。可做拔罐治疗，以缓解相关症状，增强体质。

（1）方法一：选穴肾俞、气海俞、大肠俞、关元。

（2）方法二：选穴脾俞、三焦俞、肾俞、水分、足三里、三阴交。

拔罐方法：灸罐法。先用艾条点燃温灸各穴15分钟，以皮肤有温热感及人体感觉舒适为宜，之后吸拔火罐，留罐10分钟，每日1次，10次为1疗程。

8 平时可以做穴位敷贴疗法吗？具体怎么做

中药贴敷方法如下：

（1）商陆、大戟、甘遂各30g。混合研为细末，每次取药末5g，撒布肚脐眼（神阙穴），盖上纱布，胶布固定，每日1次。本方有利水消肿的作用。

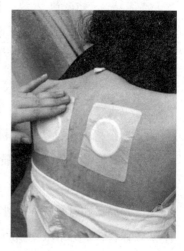

（2）丁香、肉桂、干姜、砂仁各3g，徐长卿15g，冰片0.3g。共研粉末，以温水调匀，制成饼状，置于肚脐眼，覆以纱布，胶布固定，每12小时换1次。同时可用手按摩，或以热水袋温敷15～20分钟。本方有温中调气、利水消肿的作用。

（3）于双侧内关、足三里贴新鲜生姜片，并交叉按摩。具体做法：右侧内关配左侧足三里，左侧内关配右侧足三里，按摩时间约 15 分钟。此法适用于肾病综合征因脾肾两亏、湿阻血瘀而致尿蛋白长期不消或肢体浮肿的患者。

❾ 平时可以用中药泡脚吗？中药泡脚都有什么功效

足浴方如下：

（1）桂枝 50g，川芎 100g，毛冬青 100g。加水煮沸后，纳于泡脚盆中，至合适温度后泡双足。此法适用于肾病综合征反复出现下肢浮肿的患者。

（2）桑白皮、冬瓜皮、玉米须各 25g，加 2000mL 水，煮好后泡脚，可以利湿消肿。

（3）益母草、桑寄生、苍术、陈皮、桂枝各 20g，熬水泡脚可以活血祛湿。

（友情提醒：泡脚时间不宜过长，以 15 ～ 30 分钟为宜。水温不宜过热，以免烫伤皮肤。饭后 1 小时内不宜泡脚。泡脚最好用木盆。）

❿ 腰酸腰痛适宜用哪些外治法来缓解症状

经常腰酸、腰痛的患者，首先要确诊有无器质性的病变，之后才可通过外治法缓解症状，避免耽误疾病的治疗。排除器质性病变后，可通过以下外治法缓解症状。

（1）中药熨敷法：取独活、防风、杜仲、牛膝、威灵仙、香附、当归、延胡索及桑寄生等量。将上述药物一起炒热，用布包裹数层。将此药包贴在患处熨半个小时，药冷即重新加热，可每天用药 1 ～ 2 次。此法对寒湿型腰痛有很好的疗效。

（2）贴足法：生附子 30g，研为细末，用白酒调成糊状，敷贴于双足心涌泉穴，外贴伤湿止痛膏或用胶布固定。每日换药 1 次。此法用于治疗寒湿或阳虚腰痛。附子贴敷足心，可达温经散寒、通络止痛之功。

（3）贴穴法：铅丹 3g，黄柏 10g，熟大黄 10g，乳香 10g，共研细末，以麻油调拌，外敷贴命门穴、委中穴。"腰背委中求"，委中乃腰痛要穴；命门穴能补肾而治腰痛。药物敷于两穴，利用药物及穴位的共同作用补肾、活血、

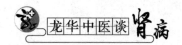

通络止痛而收效。

（4）隔姜灸：取生姜一块，沿生姜纤维纵向切取，切成 0.2 ～ 0.3cm 厚的姜片，大小可据穴区所在部位和选用的艾炷的大小而定，中间用针穿刺数孔。施灸时，将其放在穴区，置大或中等艾炷放在其上，点燃。待患者有局部灼痛感时，略略提起姜片，或更换艾炷再灸。一般每次灸 6 ～ 9 壮，以皮肤局部潮红不起泡为度。灸毕可用正红花油涂于施灸部位，一是防皮肤灼伤，二是更能增强艾灸活血化瘀、散寒止痛的功效。

11 腰部寒凉怎么办

（1）平时注意保暖，避免劳累。

（2）可以用热水、中药热敷。

（3）腰部穴位按摩。

（4）艾灸治疗。

（5）针刺治疗。

（6）理疗。

（7）至医院就诊。

12 肾病患者可以贴耳穴吗

肾病患者可以贴耳穴。

所选耳部的部位：肾区、脾区。

方法：一般自行按压数次，每次每穴 1 ～ 2 分钟，按揉 3 ～ 5 次 / 日或 3 ～ 7 次 / 穴。

耳豆，是用王不留行籽和胶布制作而成，可自行制作，也可以网上购买，或至医院购买。

13 肾病患者可以埋线治疗吗

肾病患者一般不宜埋线治疗。

中医埋线也就是中医穴位埋线，它是针灸的延伸，是利用线体对穴位的

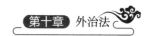

持续刺激作用治疗疾病的一种临床技术。埋线对一些疑难病、慢性病、疼痛病效果显著，如三叉神经痛、哮喘病、痛风、风湿、类风湿、偏正头痛、颈肩腰腿疼痛、肥胖。但对于肾病患者来说，埋线可能会引起皮肤化脓感染，会加重肾病病情，一般不建议做。

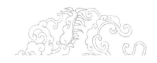

第十一章 运动调护

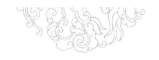

"生命在于运动",对于慢性肾病患者来说,适当的运动不仅能促进疾病的恢复,而且能够适当舒缓心情,有助于睡眠。中医认为用传统的体育运动方式进行锻炼,可以活动筋骨,调节气息,静心宁神,从而畅达经络,疏通气血,调和脏腑,达到增强体质、延年益寿的目的。

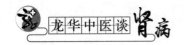

1 肾病患者可以运动吗？如何把握运动的强度

对于肾病综合征的患者，最好做一下较为舒缓的运动。包括步行、慢跑、游泳、骑自行车、跳健身舞等有氧运动。有氧运动特点是强度低、有节奏、不中断和持续时间长。

（1）慢性肾小球肾炎患者抵抗力与免疫机能均低下，体力也较差，尤其是伴有贫血、低蛋白血症、肾功能不全的患者，不适宜运动，但并非卧床休息或安逸不动。

（2）慢性肾炎或伴急性发作者，下列情形不宜体育活动，宜卧床休息：①水肿明显，甚至胸、腹水，全身浮肿者；②伴心肺功能受损的，咳嗽、气急，甚至咳血的；③严重高血压，头晕、头痛、呕吐明显的；④肾功能损伤明显，少尿，呕吐者，或肾功能正常，血尿严重的；⑤慢性肾功能衰竭中晚期出现严重贫血、肾性骨病者。

（3）下述情况可以上学或工作，但不宜剧烈运动：慢性肾炎病人肾功能正常；急性肾炎完全缓解2年以上；尿蛋白较少，一个加号以下，尿中少量红细胞的；无高血压或高血压而无尿蛋白。

（4）肾功能不全（包括规律性透析）的患者，只要身体状况允许，也可以活动或轻工作，但要注意活动要循序渐进，轻松舒适，时间合理，不宜长时间剧烈运动或在寒冷天中活动。

2 肾病患者适合做哪些运动

肾病患者都知道休息会有助于肾病的恢复，于是，很多肾病患者不敢活动，甚至就此卧床不起。过分安逸的生活方式对于慢性肾病患者的康复弊多利少。

那么，什么样的活动方式才是适合肾病患者的呢？活动时我们又要注意些什么呢？

（1）步行：可以改变步行的方式、步行的速度配合身体的承受力去运动。关于步行的强度，要量力而行，体质差的可缓行，时间短些；体质强的

96

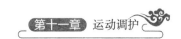

可时间长一些，使心情得以放松、心境更加开阔。

（2）慢跑：慢跑可以缓解胸口痛、呼吸急促等症状。

（3）太极拳：太极拳的拳法和速度都是很适合肾病患者去练习的，可以很好地改善患者的心态，使之心境平和。

（4）还有很多运动方式，比如骑车、游泳、跳舞等。患者要根据自己的体质、自己的情况选择适合自己的运动，在运动时，一定要量力而行、循序渐进、持之以恒。

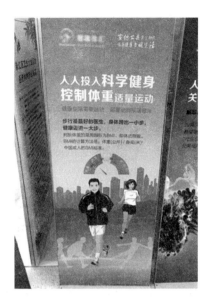

3 肾病患者如何判断锻炼量是否合适

锻炼量是否合适可以根据自我感觉、尿化验、肾功能等来判断。如果锻炼后感觉良好，疲劳感在几小时内消失；尿化验蛋白量和红细胞没有明显增多或保持原样，血清肌酐没有升高或保持原样，这说明锻炼效果是好的，可以继续进行，否则就要适当减少运动量。

4 运动时有哪些注意事项

（1）自我感觉好的时候宜运动，发热感冒时不宜运动。

（2）空腹不宜运动，要在饭后 2 小时运动。

（3）根据季节和环境调整运动，比如过热或过冷的情况下，应适当减少运动强度和运动时间。

（4）运动时穿着应宽松、舒适。

（5）运动前后应注意血压、脉搏的变化。

（6）以有氧运动为主，侧重于柔韧性和力量性训练。

（7）注意运动中的自我感觉，不可勉强，若有不适，应立即终止。

（8）要量力而行，谨防过度。

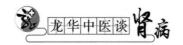

（9）缓慢开始，循序渐进，逐步适应。

5 运动后有哪些注意事项

（1）不能立即大量饮水：可等心脏跳动平缓后，再慢慢少量补充水分为宜。

（2）不蹲坐休息：健身运动后不宜立即蹲坐下来休息。

（3）不能立即洗澡：待身体状态平稳后，半小时左右才可以洗温水澡。

（4）不能立即吹空调：运动后立即吹空调容易出现感冒、头痛、关节疼痛等症状。最好先擦干汗水，让身体自然冷却。

（5）不能立即吃东西：最好运动后休息 1 小时再吃东西。

（6）不吸烟，不喝酒。

6 肾病患者如何根据自身情况进行运动或休息

（1）水肿仅局限于眼睑或踝部为轻度；水肿扩展到下肢为中度；水肿蔓延到全身甚至出现胸、腹水，则为重度。中度以上水肿就应当卧床休息。

（2）若有心慌、气短、咳嗽症状：表示肺部有瘀血、感染或心力衰竭等严重情况存在，这时不但应卧床休息，而且要及时住院治疗。

（3）若有头痛、头晕、呕吐症状：可能由高血压引起，应及时测量血压。如血压确实高，则应卧床休息；如血压急剧升高，可能出现脑水肿，使头痛、呕吐进一步加剧，应及时住院治疗。

（4）若有尿量减少或肉眼血尿：每日尿量在 500mL 左右，或出现肉眼血尿如洗肉水样，往往表示病情加重，应卧床休息。

（5）若检查指标中血尿素氮、尿酸、肌酐明显升高，肌酐清除率明显降低，表明肾功能不良，也应卧床休息。

肾病患者凡出现上述一种或几种症状，都应卧床休息，特别是急性肾炎患者，应绝对卧床休息，及早住院治疗，及早控制病情，以免产生并发症。

卧床休息的持续时间，则要根据上述症状、体征恢复的程度而定。急性肾炎患者一般卧床休息 2～3 周，当血压下降，尿量增多，水肿消退，肉眼血尿消失时，即可下床活动，但活动量不宜过大，每日散步 1～2 次，每次

20～30分钟，持续2周后，再逐渐增加活动量，但仍应以休息为主。

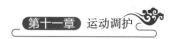 肾结石患者可以通过哪些运动来排石

（1）跳绳。一般来说，直径小于10mm的输尿管结石可以通过跳绳来排出；肾结石位于肾上部和中部，可以通过多饮水，多蹦跳来增加结石排出的可能，若结合药物排石，效果会更理想。但如果结石比较大，单靠跳绳，是没用的。

（2）蛙跳。每天早上喝一大碗水，做蛙跳运动，有助排石。

以上两种排石运动方式，比较适合中青年。老年人体质差，特别是患有骨质疏松症、退行性骨关节炎等患者，不适合做以上运动来排石。

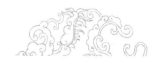

第十二章 起居调护

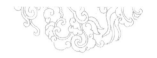

　　好好生活，起居有常，改变不良生活方式，远离伤肾恶习，远离肾病，你我同行。

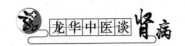

1 健康人在生活中如何预防肾病

（1）避免自行服用西药和中药。

（2）饮食有节，营养均衡。

（3）劳逸结合，积极锻炼。

（4）讲究卫生，有病早发现，早治疗。

（5）少喝酒，少喝浓茶，少喝饮料。

（6）避免感染，预防感冒。

（7）定期体检，重视尿常规、肾功能的检查结果。

2 肾病的复发原因有哪些？如何预防其复发

肾病的复发率比较高，所以平时要重视预防肾病的复发。常见的复发原因有：

（1）感染：感染，会加重肾病，如口腔溃疡、呼吸道感染，所以平时要避免感染，积极防治感染。

（2）激素减量过快：有些患者觉得蛋白尿明显减少，或血尿转阴后，为减轻激素的不良反应，自行将激素减量，甚至停止服用，很容易引起肾病复发，所以应谨遵医嘱，不可自行减药。

（3）劳累过度：有些患者因经济条件、家庭劳务等原因导致自己劳累过度，增加肾脏的负担而导致肾病复发。

（4）心理压力过大：心理压力过大，会使血压持续升高，加重肾脏的负担，导致肾病复发。

（5）妊娠：妊娠时肾血流量增加，肾小球处于高灌注、高滤过状态，容易导致肾病复发，所以患者应咨询肾病科医生，根据医生的建议决定是否可以怀孕。

3 为什么肾病患者要预防感染？如何预防感染

感染是肾病的诱因之一，也是加重肾病的原因之一。

肾病患者因体内蛋白质丢失、长期水肿、血尿、局部循环障碍等原因，导致患者一旦出现皮肤轻微损伤，就容易继发感染。因此，在日常生活中，患者应注意避免外伤，即使有轻微外伤，也要经过正规处理，避免继发感染。平时应注意饮食有节，调养适宜，不食用生冷刺激性的食物，以减少胃肠道感染的发生。起居有常，并根据季节变化适时更换衣物，保暖得当，以避免上呼吸道感染的发生。避免憋尿，做好会阴部的清洁，少食辛辣刺激的湿热之品，以防尿路感染的发生。

（温馨提示：若发现有明显的感染迹象，应及时至医院就诊并留意尿液的变化。）

4 引起肾病患者病情加重的感染有哪些

引起肾病患者病情加重的感染有呼吸道感染、皮肤感染、口腔感染、尿路感染等。

（1）呼吸道感染：流行性感冒、鼻炎、气管炎、肺炎等。

（2）皮肤感染：丹毒、皮肤破损、脓肿、褥疮等。

（3）口腔感染：口腔溃疡、咽炎、牙龈肿痛、扁桃体炎等。

（4）尿路感染：出现尿频、尿急、尿痛等症状。

（5）妇科炎症：阴道炎、盆腔炎等。

（6）肠道感染：急性腹泻、急性胃肠炎等。

平素应注意"未病防病，既病防变"。病程中需积极预防各类感染，如一旦发现感染，则应立即就医，及时治疗，避免感染恶化。

5 肾病患者平时要多关注哪些身体变化

肾病患者平时应多关注：

（1）水肿：尤其是双下肢水肿，眼睑浮肿。

（2）血尿：出现肉眼血尿、酱茶色尿。

（3）泡沫尿：突然出现泡沫尿或泡沫尿增多。

（4）尿量变化：尿量较前减少或者无尿，夜尿频数。

（5）感染：呼吸道感染（咳嗽、发热、感冒等），泌尿道感染（尿频、尿急、尿痛等）。

（6）外伤感染：皮肤明显溃破、脓肿、红肿热痛等。

（7）腰部持续酸痛、腰部突发绞痛等。

（8）血压、血糖明显高于平时，并持续3天以上。

（9）肾病患者出现食欲减退、恶心、呕吐、腹胀、腹泻等。

（10）血清肌酐、尿素、尿蛋白等检验结果异常。

若出现以上情况，应及时就诊，避免加重肾病。

6 为什么肾病患者要防寒保暖，预防感冒？如何预防感冒

感冒会导致肾病的加重或复发，而肾病的加重会使免疫力进一步降低，使肾病患者容易感冒。所以，要防寒保暖，预防感冒。感冒初愈后，若出现血尿、水肿、疲乏、恶心等症状，可能是肾病复发的表现，应及时诊治。

（1）适当地锻炼，注意饮食。注意：肾病患者不宜剧烈运动，适宜散步、慢跑，锻炼时间不宜过长。

（2）尽量少吃油腻的食物，多吃富含维生素和矿物质的食品。

（3）少去人群密集的场所，尤其不要带孩子、老人去。乘坐公共交通工具或在人群密集的场所尽量戴口罩。外出回家要先洗手。

（4）身边有人患流行性感冒，要尽量隔离，避免儿童、老人和慢性病患者同流行性感冒患者接触。

7 平时家里可常备哪些药物来预防感冒或感染

（1）感冒伴咳嗽：连花清瘟颗粒。

（2）感冒初起：抗病毒口服液。

（3）风寒感冒（无咽痛）：正柴胡饮颗粒。

（4）风热感冒（伴咽痛）：感冒退热冲剂。

（5）气虚感冒：百令胶囊、玉屏风散。

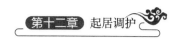

8 长期熬夜工作对肾脏有什么害处

经常熬夜的大多数是年轻人，如熬夜加班加点工作，熬夜看球赛，熬夜欢唱、游戏等。经常熬夜者，会引起精神不佳，疲倦乏力，劳累过度，引起肾脏负担过重，导致肾病复发或加重。

9 为什么睡眠质量对肾病患者来说很重要？如何保障睡眠质量

睡眠不足可使人忧虑焦急，免疫功能失调，容易导致多种疾病的发生或加重，特别是对肾病患者，睡眠质量不能得到保障时，会导致肾病复发或加重。

（1）不要太计较睡眠时间的长短。根据平时睡眠质量来衡量，合理的睡眠量应能解除疲劳，保持精神愉快，有利于防止肾病复发或加重。

（2）注意饮食习惯。晚餐不要吃得太饱或空腹睡觉。临睡前吃点奶制品或喝一杯牛奶有助于睡眠。睡前忌饮含酒精、咖啡因的饮料。（包括啤酒及其他酒类、咖啡、茶、可乐及巧克力饮料。）

（3）放松自己。睡前应避免从事刺激性娱乐和过分紧张的脑力活动。做些能松弛身心的活动，如洗热水澡，读些消遣性的书刊报纸，看看轻松的电视节目，听听柔和抒情的音乐。

（4）创造一个良好的睡眠环境。

（5）采用合适的睡姿。睡眠的体位最好是右侧位或正平卧位，既不会压迫心脏，又利于放松休息。但对于不同的患者来说，睡眠的最佳体位则视患者的病情和疾病类型而定。

10 肾病患者可以吹空调吗

在炎热的夏天，对于一般人来说，不开空调真的是一种煎熬。肾病患者可以吹空调，但一定要注意室内温度不可过低，否则有可能诱发感冒，导致病情的加重或反复发作。此外，一定不要在空调房中待时间过长，因为空调房中空气不流通，空气也不新鲜。对于肾病患者来说，房间一定要定时开窗

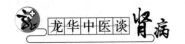

通风，保证空气新鲜，才更有利于病情的恢复。

11 家长如何帮助儿童肾病患者做好护理工作

家长要随时密切地观察患儿的病情发展情况，尤其要注意看是否出现血尿、少尿、水肿、恶心、呕吐等症状。

（1）应保持患儿床铺平整、干净，水肿重的患儿须经常更换体位，以防皮肤压疮。患儿要保持皮肤清洁、干燥，及时换内衣。

（2）防止复发：家长要协助患儿远离一切可能诱发病症复发的因素，有利于肾脏免受二次伤害。家长要认识到肾病患儿有不同程度的免疫功能下降，故很容易受到感染。因此，患儿不要去公共场所，还需预防感冒、感染；并定期回院复查。

（3）积极防治其他器官损害：临床上如果肾病患儿的病情比较严重，那么就极有可能给其他器官也造成健康危害。家长应配合医生做相应的预防和治疗措施，及时解除其受累诱因。

12 吸烟对肾脏有哪些害处？吸二手烟对肾脏有害处吗

吸烟有害身体健康，对糖尿病肾病、高血压性肾病、肾病综合征等尤其明显，其毒性可引起尿蛋白排泄率增加，会加重肾病病情，甚至增加发生尿毒症的风险。不管是自身吸烟还是吸二手烟危害都是一样的，所以要远离烟草味浓的环境，尽量少接触吸烟人士。

13 饮酒对肾脏有哪些害处

酒精可以兴奋交感神经，使心率加快，小血管收缩，引起血压升高，肾脏内血流量供应不足，从而加重血压、水肿、血尿、蛋白尿等症状，不利于肾病的恢复。

14 长时间憋尿对肾脏有损害吗

憋尿不仅会使这些有毒物质在体内停留时间过久，而且还不断刺激膀胱

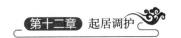

壁，时间一长容易导致泌尿系统感染，从而引起尿频、血尿、尿灼热、尿不尽感、下腹不适或疼痛等症状。因此，女性患者尤其要注意避免憋尿。如果尿路感染迁延不愈，甚至可能影响肾功能。

⓯ 慢性尿路感染患者，平时需要注意些什么

（1）居室环境：居住环境一般要求清洁舒适、冷暖适宜、空气流通、避免潮湿阴冷。潮湿、憋闷、不卫生的环境，容易滋养细菌，增加尿路感染或复发的概率。

（2）多饮水：每天维持 3000mL 以上的水量摄入，所摄入水分包括食物、饮料、开水等中的水分。饮水充足，尿量可适当增多，排除尿道的细菌。

（3）避免食用刺激性食物：比如啤酒、咖啡、辣椒等。

（4）避免憋尿：有些患者因工作繁忙，经常憋尿，导致细菌滋生，并且经常憋尿会引起膀胱扩张，神经感受能力减弱，导致排尿后有残余尿，进一步增加细菌的繁殖生长。

（5）避免感染：不坐公共卫生间的马桶。女性患者上完厕所后，卫生纸应由会阴部往后擦，避免肠道内的大肠杆菌进入尿道，加重感染。

（6）每日应用温水清洗外阴，勤换衣物，勤洗澡。

（7）性生活时，应注意卫生。

⓰ 腰痛，平时需要注意些什么

（1）老年人腰痛：随着年龄的增长，老年患者容易出现骨质疏松、脊椎退行性变，稍有不注意，很容易引起骨折、腰椎损伤等疾病，常见症状为腰痛。所以老年人在平时生活中应注意以下方面：①天气寒冷，宜保暖，避免生活在潮湿阴冷的环境；②走路要小心谨慎，防止跌倒伤及腰部；③不要突然回头、突然扭曲颈背；④运动要适量，避免剧烈的运动，比如某些动作较大较难的广场舞；⑤睡硬板床，但是所垫褥子要厚一点，软硬适度。

（2）年轻人腰痛：现在科技发达，年轻人长时间盯着电脑，伏案作业。有些年轻女性长期穿高跟鞋，容易引起颈椎、腰椎不适。

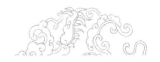

第十三章 心理调护

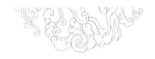

　　《类经·情志九气》指出:"五志有互通为病者……是情志之伤,虽五脏各有所属,然求其所由,则无不从心而发。"病由心造,祸自心生,保持健康的心态是维持健康的基础,只有解开自己的心结,放飞自己的心情,才能通往健康之路。

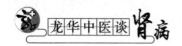

1 怎样管理负面情绪

（1）寻求社会支持，宣泄和倾诉自己的感受。

（2）与病友交流，参加病友活动。

（3）寻求慢性肾脏病门诊医护人员的帮助。

（4）取得家庭支持。

2 怎样建立自信心

（1）不断总结自己努力后的成果。

（2）不断观察别人的榜样作用，鼓励自己向他们学习。

（3）正确对待他人的评价。

（4）合理解释自身的各种临床症状。

3 对肾病患者为什么要采用心理干预治疗

有些患者发现得肾病后，担心疾病所带来的不便的生活方式、经济负担、精神负担等。还有患者大剂量或长期使用糖皮质激素后出现向心性肥胖、满

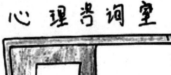

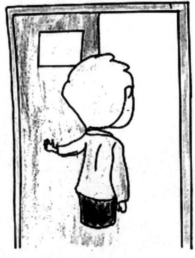

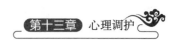

月脸、水牛背、多毛、痤疮等外貌上的变化以及骨质疏松、感染、代谢紊乱等不良反应，引起不同程度的兴奋和失眠（如：可引起饮食增加、激动、睡眠颠倒等现象）。许多患者尤其是年轻患者容易产生忧虑、恐惧等心理。因此，患者常会出现情绪波动，影响疾病的治疗。

在患者的治疗期间，家属的陪伴十分重要，必须重视诱导患者保持乐观积极、开朗的情绪，减少悲观思想，提高治疗信心，帮助患者共同建立起良好的心理状态。在进行激素治疗时，应努力给患者创造良好的休息环境，避免一切不良刺激，多多安慰。鼓励患者倾诉自己的想法，及时了解患者的心理变化，以便采取有针对性的心理治疗。必要时可采取暗示疗法，转移疗法等措施。使患者以积极的心态及平稳的情绪，主动参与疾病的诊疗，以期获得良好的疗效。

④ 过于焦虑、心理压力过大对肾病患者有哪些影响

生活方式的改变、经济负担、精神负担、心理压力等导致患者过度紧张、焦虑、担心、害怕。患者神经过于紧张，血压持续升高，夜间睡眠质量明显下降，会加重肾脏的负担，进而加重肾病。因此，肾病患者及家属应该重视心理调适，正确认识肾病的发展，控制肾病的进一步恶化。

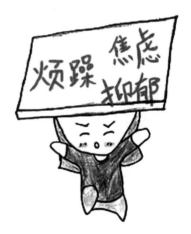

⑤ 肾病患者如何保持乐观心态

（1）学会自我暗示。以积极乐观的心态，不断鼓励自己，树立战胜疾病的信心。

（2）与家人诉说。家是避风挡雨的港湾，家人是坚实的顶梁之柱，多和家人沟通，减少家人对自己的担心。家人应多和患者交流，增强患者战胜疾病的信心，促进家人之间的和睦团结。

（3）与病友交流经验。肾病患者应结识一些类似疾病的患者，可以相互

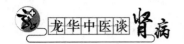

讨论与疾病抗争的好经验，相互鼓励，相
互学习，相互督促。

（4）丰富自己的业余生活。寻找自己
的爱好，做自己喜欢的事情，分散注意力。
适当做一些运动，平时可看电视，听广播，
听音乐，唱歌，画画，写书法等。

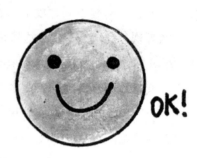

（5）适当发泄自己的情绪。肾病患者
需要适时地发泄下自己的情绪，可以哭，
可以大声喊叫，但不可暴饮暴食、快跑发泄。

6 怎样减轻肾病儿童的恐惧和顾虑心理

（1）消除孩子的孤独感和恐惧感。孩子面对病房、新环境、陌生人群会
产生恐惧感，会表现出胆怯、恐惧心理，家长应帮助孩子减轻对疾病和新环
境的恐惧。

（2）理解孩子的想法，给孩子以精神上的安慰。激素所带来的不良反应，
如满月脸等形体上的变化，会使孩子遭到他人的嘲笑。家长应有意识地告诉
孩子，此药要慢慢减量，立即停药疾病很容易复发，延长治疗时间，等疾病
得以控制或治好后，脸胖等症状会随之消失的。

（3）进行有效的沟通。肾病患者一般要求低盐低脂低蛋白饮食，有些孩
子觉得这样的饮食很难接受，家长应及时与孩子进行有效的沟通，并适当地
在菜中加糖、醋等调味品来增强孩子的食欲。

（4）减轻孩子的顾虑。有些孩子担心自己不能上学，担心功课和考试，
担心同学的嘲笑，担心以后不能跟同学一起玩，变得焦虑、内向，甚至出现
失眠症状。家长应关注孩子的心理状态，及时发现孩子的情绪变化，及时沟
通，当孩子的病情稳定时，可以适当地帮孩子辅导功课，给他讲故事，和他
做游戏。

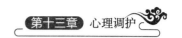

 为什么肾病患者要正确认识自己的疾病

　　勇于面对自己患有肾病这个事实，认识疾病的发生发展，了解如何就诊，如何观察病情，如何控制病情，如何坚持用药，如何修改用药方案，如何重视饮食宜忌，如何调整生活规律以及如何调整心态等，对患者有很大的帮助，可使疾病得以良好地控制，尽量使疾病处于稳定状态，同时也有利于提高生活质量，还可以收获一种成就感。

⑧ 有哪些调养身心的方法

　　（1）呼吸法：闭上眼睛，全身放松，整个放松过程中始终保持深慢而均匀的呼吸。用鼻子自然吸气，吸气时腹部膨隆，保持5秒然后用嘴巴慢慢吐气，想象体内的压力也随着气流一起排出体外。每次20遍，每天2次。

　　（2）冥想法：将自己身心尽量放松，从喉咙、心、胃往下想到丹田，即意守丹田，盘坐或躺着都可以，轻轻闭双眼，想象有一股暖流在身体内运动。将四肢伸展放平使得其有舒适的感觉，同时闭上眼睛并配合深慢而均匀的呼吸，认真想象和放松。

　　（3）肌肉放松法：每日起床前及入睡前各做一次，先绷紧脚趾，后渐渐放松。接下来脚掌、小腿、大腿、臀部，直到上身和脸部肌肉。每次5分钟。

　　（4）按摩放松法：用中指在脸颊中部、嘴角、上嘴唇和鼻子之间的中间部位，两个鼻孔的外部边缘、颊骨中部、太阳穴和眉毛中间的空隙顺时针方向按摩20～30分钟。